Viviane Scherenberg

Gesundheitsökonomische Evaluationen kompakt
Für Studium, Prüfung und Beruf

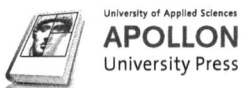

University of Applied Sciences
APOLLON
University Press

Viviane Scherenberg

Gesundheitsökonomische Evaluationen kompakt
Für Studium, Prüfung und Beruf

METHODENBUCH

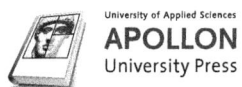

University of Applied Sciences
APOLLON
University Press

Herausgegeben vom Präsidium der APOLLON Hochschule der Gesundheitswirtschaft

Alle Rechte vorbehalten © APOLLON University Press, Bremen
3. Auflage 2018

Projektmanagement und Lektorat: Corinna Dreyer
Umschlaggestaltung, Layout und Satz: Ilka Lange, Hückelhoven
Titelbild: Fotolia © Ivelin Radkov
Printed in Germany

Bibliografische Information der Deutschen Nationalbibliothek
Die Deutsche Nationalbibliothek verzeichnet diese Publikation in der Deutschen Nationalbibliografie. Detaillierte bibliografische Daten sind abrufbar unter:
http://dnb.d-nb.de

ISBN: 978-3-943001-39-6

http://www.apollon-hochschulverlag.de

Inhalt

Vorwort

Liebe Leserinnen und Leser,

für das Themenfeld „Gesundheitsökonomische Evaluationen" existieren ohne Zweifel bereits einige Fachbücher, die diese bedeutende Thematik sehr umfangreich vermitteln. Das vorliegende Buch soll Ihnen indes kompakt und übersichtlich die wichtigsten Aspekte gesundheitsökonomischer Evaluationen Schritt für Schritt näherbringen. Der Unterschied zu anderen existierenden Werken liegt darin, dass Sie mit diesem Fachbuch nicht nur die Möglichkeit haben, sich umfangreiches Wissen anzueignen, sondern dieses auch mithilfe von Merksätzen, Selbstüberprüfungsaufgaben und Zusammenfassungen vertiefen und Kapitel für Kapitel selbstständig überprüfen können.

Angereichert mit einer Vielzahl an unterschiedlichsten Praxisbeispielen und praxisorientierten Tipps soll zudem die Brücke zwischen Theorie und Praxis geschlagen werden, um Ihnen auf diese Weise den Einstieg in die komplexe Materie zu erleichtern. Aus diesem Grund ist das vorliegende Buch sowohl für Berufspraktiker als auch für Studierende geeignet und bietet eine kompakte Einführung in gesundheitsökonomische Evaluationen.

Ich wünschen Ihnen eine spannende Lektüre und viel Erfolg beim Eindringen in diese wichtige Materie. Danken möchte ich an dieser Stelle besonders den Menschen, die mich inspirieren, Fachbücher zu schreiben: meinen Studierenden! Gleichmaßen gilt mein besonderer Dank meiner Lektorin, Frau Corinna Dreyer, sowie Frau Dr. Petra Becker vom Verlag APOLLON University Press – ohne die dieses Buch nicht existieren würde.

Herzliche Grüße
Viviane Scherenberg

Einleitung

Dieses Buch befasst sich mit den Grundlagen gesundheitsökonomischer Evaluationen. Nicht zuletzt angesichts zunehmend knapper Ressourcen gewinnen gesundheitsökonomische Evaluationen in allen Bereiche des Gesundheitswesens immer mehr an Bedeutung – angefangen bei der Prävention, Arzneimittelversorgung, Therapie und Rehabilitation bis hin zur Pflege.

Dabei geht es nicht nur um die reine Vermittlung der unterschiedlichen Methoden. Vielmehr sollen die Inhalte dieses Buches Sie dafür sensibilisieren, wie bedeutend es für die Sicherung unseres Gesundheitssystems und die Verteilung der knappen Mittel ist, die „richtigen" Dinge zu tun (Effektivität) und die Dinge „richtig" zu tun (Effizienz). Nach Peter Ferdinand Drucker, einem der bedeutendsten Management-Vordenker, ist „es wichtiger, das Richtige zu tun, als etwas richtig zu machen", denn Effizienz kann niemals Effektivität ersetzen. Oder mit anderen Worten ausgedrückt: „Nichts ist weniger produktiv als mehr Dinge zu erlangen, die wir besser gar nicht täten." (Drucker, zit. n. Naz, 2004, S. 214) Auch oder gerade im Gesundheitswesen sollte daher das vorrangige Ziel sein zu ermitteln, was das „Richtige" ist. Denn nur so können sich Versorgungs- oder Präventionsstrategien im Gesundheitswesen durchsetzen, die sowohl finanzierbar sind als auch gesundheitlich positive Ergebnisse für uns alle sichern, die also nachweislich effektiv und effizient sind.

Scheint diese Logik auf den ersten Blick vielleicht etwas trivial, bestehen dennoch gerade im Gesundheitswesen vielfältige nicht nur methodische, sondern auch ethische Herausforderungen, die sich aus unseren Grundrechten wie Gleichheit, Gerechtigkeit und Solidarität ergeben. Wie wir im vorliegenden Buch sehen werden, versucht die Gesundheitsökonomie durch den Einsatz von gesundheitsökonomischen Evaluationen bei der notwendigen Diskussion um die gerechte Verteilung (Allokation) der immer knapperen Ressourcen zu einer Versachlichung des hoch emotionalen und brisanten Themas beizutragen und Hilfestellungen bei der Lösungssuche zu leisten. Aus diesem Grund zielen gesundheitsökonomische Untersuchungen auf die Evaluation des Verhältnisses von Kosten und Effektivität ab.

Zusammengefasst strebt das vorliegende Fachbuch daher folgende Lernziele an:

- Sie kennen die Grundprinzipien ökonomischen Handelns und wissen, warum gesundheitsökonomische Evaluationen notwendig sind.

- Sie erhalten Kenntnis über die wichtigsten Akteure und gesetzlichen Hintergründe zu gesundheitsökonomischen Evaluationen.

- Sie kennen die betriebswirtschaftlich und gesundheitsökonomisch relevanten Kosten- und Nutzenarten.

- Sie kennen die unterschiedlichen gesundheitsökonomischen Bewertungsmethoden und können die einzelnen Methoden nicht nur unterscheiden, sondern auch ihre jeweiligen Vor- und Nachteile benennen.

- Sie haben einen Einblick in die unterschiedlichen Formen der Lebensqualitätsmessung gewonnen.

- Sie wissen, wann welche gesundheitsökonomischen Bewertungsmethoden in der Praxis einsetzen werden.

- Sie kennen die Vorgehensweise und Aspekte, die bei der Durchführung von gesundheitsökonomischen Evaluationen beachtet werden müssen.

Ich wünsche Ihnen bei der Lektüre und Bearbeitung des Buches viel Spaß!

Viviane Scherenberg

1 Intention gesundheitsökonomischer Evaluationen

Im ersten Kapitel werden Sie für die Notwendigkeit gesundheitsökonomischer Evaluationen sensibilisiert. Sie lernen sowohl die Ursachen der zunehmenden Ressourcenknappheit als auch die daraus resultierenden Herausforderungen kennen und erfahren, mit welchen Strategien versucht wird, der Knappheitssituation im Gesundheitswesen zu begegnen.

1.1 Problem und Fragestellung

Zweifelsohne haben wir dem medizintechnischen Fortschritt sehr viel zu verdanken, hat er doch unzähligen Menschen ein längeres Leben beschert und unnötiges Leid erspart. Ausgangspunkte des medizintechnischen Fortschritts sind die zunehmende Globalisierung sowie neue mediale Kommunikationstechnologien, die unweigerlich zu einer Zunahme der Wissensverbreitung und der Steigerung der Innovationsgeschwindigkeit geführt haben. Doch während einerseits der daraus resultierende medizintechnische Fortschritt mit immer neueren (möglicherweise besseren, aber mitunter teureren) Methoden und Technologien zur Krankheitsbehandlung aufwartet, werden andererseits die Ressourcen im Gesundheitswesen immer knapper.

Anzumerken ist, dass neben der Unsicherheit über die nachgewiesene Wirksamkeit und Wirkung von bestehenden und neuen medizinischen Interventionen eine steigende Innovationsgeschwindigkeit auch immer mit dem Risiko einer höheren „Fehleranfälligkeit" behaftet ist. Von Experten wird dieses Phänomen auch als „globale Beschleunigungskrise" (vgl. Kafka, 1994, S. 10 ff.) bezeichnet, da mit der Zahl der Veränderungen und Neuerungen (bzw. Problemlösungen) automatisch auch die Zahl neuer Probleme ansteigt.

Die Überprüfung des tatsächlichen Nutzens und der Kosten und damit die nachhaltige Sicherung und Finanzierbarkeit der Gesundheitsversorgung geraten aber nicht nur angesichts des medizinischen Fortschritts, sondern auch aufgrund einer Vielzahl interagierender Herausforderungen (z. B. demografische Entwicklung, Anstieg chronischer Erkrankungen, Multimorbidität) mehr denn je in den Fokus der gesundheitspolitischen Diskussion.

> ### MERKSATZ
> „**Nachhaltigkeit** ist die Fähigkeit des Systems, seine normalen Aktivitäten bis weit in die Zukunft hinein aufrechtzuerhalten." (WHO, 2008, S. 15) Der Begriff der Nachhaltigkeit darf dabei nicht auf Dauerhaftigkeit reduziert werden. Denn Nachhaltigkeit schließt die soziale und ökonomische Dimension und damit den bedächtigen Umgang mit den Ressourcen im Sinne der Gewährleistung der interpersonellen und intertemporalen bzw. intergenerativen Gerechtigkeit (d. h. die Verteilungsgerechtigkeit unterschiedlicher Personengruppen, z. B. arm und reich im Zeit- bzw. Generationenverlauf) zur dauerhaften Aufrechterhaltung des Systems und des sozialen Friedens mit ein (vgl. Scherenberg, 2009, S. 364).

Ein Ansatz, die Finanzierbarkeit des Gesundheitswesens auch dauerhaft sicherzustellen, ist die systematische Erschließung von Rationalisierungspotenzialen. Die Erschließung von möglichen Rationalisierungspotenzialen setzt allerdings voraus, dass medizinische Therapien, Methoden oder Technologien etc. mithilfe von gesundheitsökonomischen Evaluationen auf ihre tatsächliche Vorteilhaftigkeit geprüft werden, um letztlich den Mitteleinsatz zu rechtfertigen und die langfristige Finanzierbarkeit des Gesundheitssystems zu sichern.

Offene Fragen, denen wir in diesem Zusammenhang (und im Rahmen des vorliegenden Buches) auf den Grund gehen, sind:

- Auf welcher Basis und mit welchen Methoden kann eine solch schwierige Chancen-Risiko-Abwägung und eine Entscheidungsbasis für oder gegen eine mitunter vielversprechende medizinische Methode oder Technologie überhaupt zustande kommen?

- Welche Überlegungen müssen – wenn es um das gesundheitliche Wohl möglichst vieler Menschen geht – im Gesundheitswesen berücksichtigt werden?

Denn auch wenn es unser Wunsch wäre, stellt das Gesundheitswesen kein Schlaraffenland dar, in dem Güter und Dienstleistungen in unbegrenztem Umfang zur Verfügung stehen. Auch wenn grundsätzlich die gesamtgesellschaftliche Zahlungsbereitschaft für Gesundheitsleistungen hoch ist, so sind die finanziellen Mittel auf Makroebene und damit zwangsläufig die gesamtgesellschaftliche Zahlungsfähigkeit (bzw. das Gesundheitsbudget) selbst begrenzt (vgl. Schöffski/Schumann, 2008, S. 150). Daraus folgt, dass wir – angesichts der Begrenztheit der Güter – gezwungen sind, Entscheidungen hinsichtlich konkurrierender Bedürfnisse zu treffen (vgl. Bernholz/Breyer, 1993, S. 12).

Wertvolle Erkenntnisse der Ökonomie können uns helfen, der zunehmenden Knappheit sinnvoll zu begegnen. Denn nicht ohne Grund wird Ökonomie auch als die „Lehre von der Knappheit" oder die „Kunst des Mangels" bezeichnet (vgl. Siebert, 1982, S. 4).

Anzumerken ist, dass die interdisziplinäre Verbindung von Medizin und Ökonomie mitunter kritisch beäugt wird. Denn gerade wenn es um unser allerhöchstes Gut – die Gesundheit – geht, sind wir hoch sensibel. Oft wird insbesondere die monetäre Bewertung des menschlichen Lebens, die im Rahmen von gesundheitsökonomischen Evaluationen vorgenommen wird, missverstanden (vgl. Schulenburg/Greiner, 2007, S. 2).

MERKSATZ

In diesem Buch konzentrieren sich die Instrumentarien der Gesundheitsökonomie weder ausschließlich auf Kostenaspekte noch wird die Bewertung des Lebens auf rein objektive Aspekte reduziert. Vielmehr geht es darum darzustellen, dass die Gesundheitsökonomie mithilfe gesundheitsökonomischer Evaluationen einen versachlichten Beitrag leisten möchte, damit die vorhandenen Mittel möglichst sinnvoll zum Zwecke der Maximierung des kollektiven Gemeinnutzens eingesetzt werden.

Dies ist notwendig, da einerseits Ressourcen alternativ verwendet werden können und anderseits Menschen unterschiedliche Bedürfnisse haben, die aufgrund der knappen Mittel nicht alle befriedigt werden können. Denn finanzielle Mittel, die für einen Bereich verwendet (bzw. mitunter verschwendet) werden, stehen faktisch für andere Bereiche nicht mehr zur Verfügung (vgl. Fleßa, 2007, S. 18). Entsprechend müssen knappe Güter weise verteilt (allokiert) werden.

> **MERKSATZ**
>
> Unter dem Begriff **Allokation** (abgeleitet aus dem lateinischen Verb: „allocare" = „platzieren" oder „zuteilen") wird die Zuweisung knapper Ressourcen auf verschiedene Verwendungsmöglichkeiten verstanden.

Das beschriebene Kernproblem des Wirtschaftens, also das Spannungsverhältnis zwischen begrenzten Mitteln und (scheinbar) unbegrenzten Bedürfnissen, findet sich somit auch im Gesundheitswesen wieder. Schauen wir uns die – aus der Knappheit der Mittel resultierenden – spezifischen Herausforderungen des Gesundheitswesens einmal genauer an, ergeben sich aus gesundheitsökonomischer Sicht folgende Frage- bzw. Problemstellungen (vgl. Hajen et al., 2004, S. 11):

1. **Fragestellung:** *Werden die knappen Ressourcen des Gesundheitswesens gerecht auf die Bedürfnisse der Versicherten/Patienten verteilt?*

Diese Herausforderung wird als Allokationsproblem (auch bekannt als Verteilungsproblem) bezeichnet. Denn nicht alle Bedürfnisse können gleichzeitig erfüllt werden. Daraus ergibt sich, dass Priorisierungen je nach Dringlichkeit vorgenommen werden müssen. Dies kann nur geschehen, wenn entsprechende Informationen über die Bedürfnisse (bzw. Erkrankungen etc.) bekannt sind.

2. **Fragestellung:** *Werden mitunter knappe Ressourcen verschwendet? Oder mit anderen Worten: Erfolgt die Vorbeugung oder Behandlung von Erkrankungen bei höchstmöglicher Qualität zu möglichst geringen Kosten?*

Diese Herausforderung wird Effizienzproblem genannt. Durch die Ermittlung der z. B. effizientesten medizinischen Interventionen wird versucht, mithilfe von gesundheitsökonomischen Evaluationen schlummernde Rationalisierungspotenziale freizusetzen.

3. **Fragestellung:** *Werden die vorhandenen Mittel – unabhängig von z. B. Schicht, Einkommen, Alter, Geschlecht – gerecht verteilt?*

Die Herausforderung der gerechten Verteilung (Distribution) der Gesundheitsleistungen wird als Distributionsproblem bezeichnet. Maßgeblich geht es hier darum, Kriterien zu bestimmen, wie die Gesundheitsgüter verteilt werden können.

4. **Fragestellung:** *Inwiefern trägt die Verwendung der Mittel zu einer Steigerung der Wertschöpfung bei? Welche Bedeutung nimmt der Gesundheitssektor im Vergleich zu anderen Branchen ein?*

Die Herausforderungen, die mit der Bedeutung der Wachstums- und Beschäftigungseffekte der Gesundheitswirtschaft verbunden sind, werden als Wertschöpfungsproblem bezeichnet. Hier werden die Aspekte der Wachstumsbranche Gesundheitswirtschaft – im Gegensatz zur allgegenwärtigen Kostendebatte – als positives Wertschöpfungspotenzial thematisiert.

> **MERKSATZ**
>
> Die **Gesundheitsökonomie** beschäftigt sich mit der Allokation, Effizienz, Distribution und Wertschöpfung von Gesundheitsleistungen. Die Basis für Entscheidungsregeln sind Kosten-Nutzen-Abwägung und Verhaltensannahmen (vgl. Hajen et al., 2004, S. 15). Gesundheitsökonomische Evaluationen leisten hierbei einen wertvollen Beitrag, um zunehmend knapper werdende Ressourcen nutzenmaximierend zu verwenden.

Als Evaluatoren sind wir im Rahmen des vorliegenden Buches insbesondere daran interessiert, einen Beitrag zur **Minderung des Allokations-, Distributions- und Effizienzproblems** zu leisten. Unser Ziel als Gesundheitsökonomen ist es, die Kosten und den Nutzen von medizinischen Interventionen (also das Kosten-Nutzen-Kalkül) und das Denken in möglichen Alternativen (Opportunitätskostenprinzip) näher zu beleuchten. Warum diese Herausforderung für das Gesundheitswesen zunehmend an Bedeutung gewinnt, werden Sie im folgenden Kapitel erfahren.

1.2 Ursachen, Relevanz und Notwendigkeit

Seit Jahren dominiert das Thema Kostenexplosion im Gesundheitswesen die gesundheitspolitische Diskussion. Als ein wesentlicher Grund für die anhaltende Kostendebatte kann der – in Tab. 1.1 dargestellte – stetige Anstieg der Gesundheitsausgaben genannt werden.

Tab. 1.1: Gesundheitsausgaben in Deutschland in Mio. €; Gliederungsmerkmale: Jahre, Art der Einrichtung, Art der Leistung, Ausgabenträger (GBE, 2016a)

	2000	2005	2010	2011	2012	2013	2014
Gesundheitsausgaben	213.804	241.932	290.252	295.510	302.907	314.666	327.951
Investitionen	6.167	6.224	6.559	6.217	6.275	6.140	6.231
Laufende Gesundheitsausgaben	207.636	235.709	283.694	289.293	296.632	308.526	321.720
Prävention/Gesundheitsschutz	7.449	8.887	10.897	10.630	10.765	10.970	11.503
Allgemeiner Gesundheitsschutz	2.592	2.972	3.719	3.489	3.552	3.497	3.683
Gesundheitsförderung	3.141	3.745	4.558	4.455	4.482	4.623	4.828
Früherkennung von Krankheiten	887	1.238	1.582	1.635	1.640	1.685	1.781
Gutachten/Koordination	829	932	1.038	1.052	1.091	1.165	1.211
Ärztliche Leistungen	57.019	64.177	78.483	80.549	82.513	85.909	89.188
Grundleistungen	19.557	20.234	22.856	23.376	23.792	24.650	25.378
Sonderleistungen	26.749	31.590	40.410	41.464	42.985	44.697	46.581
Laborleistungen	5.349	5.955	7.143	7.572	7.534	7.915	8.212
Strahlendiagnostische Leistungen	5.364	6.399	8.073	8.138	8.202	8.646	9.016
Pflegerische/therapeutische Leistungen	52.354	58.065	69.935	72.512	75.551	79.403	82.843
Pflegerische Leistungen	41.025	44.519	52.352	53.825	55.937	58.841	61.256
Therapeutische Leistungen	10.727	12.880	16.746	17.834	18.726	19.601	20.576
Mutterschaftsleistungen	602	666	836	854	888	962	1.011
Unterkunft und Verpflegung	18.570	20.649	23.786	24.570	24.853	25.638	26.437
Waren	57.488	66.873	80.515	80.596	82.231	85.319	90.288
Arzneimittel	31.959	39.615	46.606	45.427	46.121	47.863	51.098
Hilfsmittel	11.641	12.143	15.024	15.552	16.242	17.145	18.136
Zahnersatz (Material-/Laborkosten)	5.678	5.622	6.728	6.949	6.983	7.010	7.136
Sonstiger medizinischer Bedarf	8.211	9.493	12.157	12.669	12.885	13.301	13.918
Transporte	3.425	3.962	4.987	5.283	5.535	5.943	6.191
Verwaltungsleistungen	11.332	13.095	15.091	15.154	15.184	15.343	15.270

Betrugen die Gesundheitsausgaben im Jahre 2000 noch 213 Mrd. Euro, so kann ein Ausgabenanstieg bis 2014 um über 114 Mrd. Euro auf 327 Mrd. Euro beobachtet werden (vgl. GBE, 2016a). Doch wie wir bei näherer Betrachtung sehen werden, ist das Thema Kostenexplosion keine wirkliche Neuigkeit im deutschen Gesundheitswesen.

Erstmals debattiert wurde die Kostenexplosion im Gesundheitswesen Mitte der 1970er-Jahre (vgl. Butterwegge, 2006, S. 141), als die gesetzlichen Krankenversicherungen (GKV) wie alle anderen Branchen von der Weltwirtschaftskrise erfasst wurden. Aufgrund der daraus resultierenden, stark sinkenden Einnahmen und Finanzschwierigkeiten stieg seit diesem Zeitraum auch das Interesse an gesundheitsökonomischen Evaluationen kontinuierlich an. Dies macht deutlich, dass die Ursache für die Sorgen über die zukünftige Finanzierbarkeit des Gesundheitswesens nicht nur in der steigenden Ausgabenseite zu sehen ist, sondern auch auf eine Einnahmeimplosion zurückzuführen ist. Die Einnahmeimplosion resultiert aus einem sinkenden Lohnniveau, das infolgedessen zu Mindereinnahmen der GKV führt. Das Lohnniveau (also der volkswirtschaftliche Durchschnittslohn) wird dabei negativ beeinflusst durch z. B. eine hohe Arbeitslosenquote, eine Zunahme an geringfügigen Beschäftigungsverhältnissen (Teilzeitarbeit), Frühverrentungen oder auch Schwarzarbeit.

MERKSATZ

Die Finanzierbarkeit des Gesundheitssystems wird nicht allein von der Kostenexplosion (Ausgabenseite), sondern stark von der Einnahmeimplosion (Einnahmeseite) beeinflusst.

Das Knappheitsproblem des Gesundheitswesens ist fundamental, da es sich nicht um ein vorübergehendes Phänomen handelt (vgl. Wallner, 2002, S. 17). Wird über die Ursachen des Knappheitsproblems im Gesundheitswesen gesprochen, so wird bei der Analyse idealtypisch unterschieden zwischen **exogenen** und **endogenen Faktoren**, die allerdings mitunter in Wechselbeziehung zueinander stehen (vgl. Wasem, 1997, S. 9; Oberender et al., 2002, S. 107).

1. Die **endogenen Faktoren** werden in angebotsseitige und nachfrageseitige Einflussgrößen unterteilt und beinhalten u. a. Bereiche wie Angebots- und Anreizstrukturen im Gesundheitswesen oder die Quantität der Inanspruchnahme und der Anspruchshaltung der Versicherten.

2. Zu den **exogenen Faktoren** zählen Bevölkerungszahl und -struktur, alters- und geschlechterspezifische Morbidität, gesamtwirtschaftliche Rahmendaten, das politische System oder der technische Fortschritt.

Während exogene Faktoren vom Gesundheitssystem nur schwer beeinflussbar sind, stellen endogene Faktoren Ursachen dar, die vom Gesundheitssystem beeinflusst werden können. Nach Angaben des Sachverständigenrates für Konzertierte Aktion im Gesundheitswesen sind die außerhalb des Kompetenzbereichs der Entscheidungsträger liegenden exogenen Faktoren zu 60–90 % für die Leistungsfähigkeit des Gesundheitswesens (gemessen am gesundheitlichen Ergebnis) verantwortlich (vgl. SVRfKAiG, 2001, S. 24).

Tab. 1.2: Exogene und endogene Faktoren der Knappheitssituation (vgl. Wasem, 1997, S. 9)

gesundheitssystemunabhängige, exogene Faktoren	gesundheitssystemabhängige, endogene Faktoren
• Demografische Entwicklung • Klimatische Veränderungen • Veränderung des Krankheitsspektrums • Gesamtwirtschaftliche Rahmenbedingungen • Politisches System • Wissen und medizintechnischer Fortschritt	**Nachfrageseite:** • Leistungsversprechen • Anreizstruktur der Versicherten • Anspruchsverhalten / Anspruchsdenken **Angebotsseite:** • Angebotsstrukturen • Anreizstruktur der Leistungserbringer

Wie stark die einzelnen Faktoren miteinander interagieren, wird besonders deutlich, wenn wir uns die exogenen und endogenen Faktoren genauer anschauen:

Der medizintechnische Fortschritt eröffnet immer neue, häufig kostspielige Diagnose- und Therapiemöglichkeiten, die das Angebot an medizinischen Leistungen (und damit automatisch die Gesundheitsausgaben) in die Höhe treiben. Denn oft handelt es sich bei medizinischen Innovationen nicht um Ersatztechnologie („substitutive technologies"), sondern um Zusatztechnologien („add-on technologies") (vgl. Marckmann, 2005, S. 180). Verschärft wird das Finanzproblem durch die Veränderungen im Altersaufbau der Bevölkerung, da aufgrund der steigenden Lebenserwartung und die auf niedrigem Niveau stagnierenden Geburtenraten (dem sogenannten „double aging") nicht nur die Zahl, sondern auch der Anteil älterer Menschen an der Gesamtbevölkerung zunimmt. Bedingt durch die mit steigendem Alter zunehmende Krankheitswahrscheinlichkeit und das Vorliegen chronischer Erkrankungen (bzw. Multimorbidität), nimmt der Hilfe- und Pflegebedarf (z. B. durch Demenzerkrankungen) gleichermaßen zu. Durch den medizintechnischen Fortschritt wiederum steigen die Erwartungen der Bevölkerung an das Gesundheitswesen (vgl. Greiner, 2006, S. 347). Somit sorgt die Interaktion von medizintechnischem Fortschritt und demografischem Wandel unweigerlich für eine steigende Nachfrage nach Gesundheitsleistungen.

Auf der anderen Seite stehen der Ausgabenexpansion der GKV und der Pflegeversicherung stagnierende Einnahmen gegenüber, die die finanzielle Knappheitssituation verschärfen. Grund hierfür ist neben dem steigenden Altenquotienten (bzw. der Zunahme beitragsschwacher Rentner) die ungünstige wirtschaftliche Entwicklung (z. B. hohe Arbeitslosigkeit, stagnierende oder real sinkende Einkommen).

MERKSATZ

Eine der **zentralen Fragen** für die Gesundheitsökonomie lautet daher: Wie kann auf die exogenen und endogenen Entwicklungen reagiert werden, um die Situation zu entschärfen und die Sicherstellung der Gesundheitsversorgung der Bevölkerung dauerhaft zu gewährleisten?

Prinzipiell existieren innerhalb des Gesundheitssystems kurzfristig zwei Stellschrauben, um die Finanzierbarkeit der Gesundheitsversorgung sicherzustellen: Diese befinden sich zum einen auf der Einnahmeseite (Erhöhung des Beitragssatzes) und zum anderen auf der Ausgabenseite (Einschränkung der Leistungen). Was uns in diesem Buch besonders interessiert, ist: Welche Optionen stehen uns alternativ zur Verfügung, um knappe Mittel effektiver und effizienter einzusetzen? Denn je ineffizienter und ineffektiver das Gesundheitswesen ist, desto schneller muss auf mehr oder weniger „harte" Bewältigungsstrategien zur Sicherung des Systems zurückgegriffen werden. Im Folgenden lernen Sie die einzelnen Bewältigungsstrategien kennen.

1.3 Bewältigungsstrategien

Angesichts der im Kap. 1.2 beschriebenen, beunruhigenden exogenen und endogenen Rahmenbedingungen des Gesundheitswesens kann davon ausgegangen werden, dass sich die finanzielle Situation der gesetzlichen Krankenversicherungen in den nächsten Jahren eher verschlechtern als verbessern wird.

Zwar besteht die Möglichkeit, die Finanzbasis auf der Einnahmeseite durch die Erhöhung der Beiträge und der Beitragsbemessungsgrenzen, die Berücksichtigung anderer Einkommensarten, die Ausweitung der Versicherungspflicht auf die gesamte Bevölkerung oder eine verstärkte Steuerfinanzierung zu verbreitern, doch ist auch diese Handlungsoption nur im begrenzten Umfang möglich. Die Aufmerksamkeit konzentriert sich daher darauf, die Ausgabenseite durch unterschiedliche Maßnahmen zu beeinflussen. Hierzu stehen vier Wege zur Verfügung:

- Rationalisierung
- Priorisierung
- Kostenverlagerung
- Rationierung

1.3.1 Rationalisierung

Rationalisierungen (abgeleitet aus dem lat. ratio = Vernunft) sind „vernünftige" Maßnahmen, die dazu beitragen sollen, Verschwendungen zu vermeiden und Ressourcen besser zu verwenden (vgl. Schulenburg et al., 2005, S. 209). Mit anderen Worten sollen durch die Steigerung der Effizienz und Produktivität schlummernde Wirtschaftlichkeitsreserven erschlossen werden, um so unnötige Kosten zu vermeiden. Diese können sich sowohl auf potenziell vorhandene Redundanzen als auch auf Ineffizienzen im Bereich von Prozessen, organisatorischen und verwaltungstechnischen Abläufen beziehen als auch auf Medizinprodukte sowie therapeutische und diagnostische Maßnahmen, die weder wirksamer noch kostengünstiger als eine Alternative sind. Rationalisierung, die sich speziell auf Medizinprodukte und therapeutische oder diagnostische Verfahren bezieht, werden „medizinische Rationalisierungen" genannt (vgl. Fozouni/Güntert, 2000, S. 561).

Im Gesundheitswesen sind Rationalisierungen allerdings nur in begrenztem Maße möglich. Sie können als Einsparungen verstanden werden, ohne dabei letztlich auf Notwendiges oder Nützliches verzichten zu müssen (vgl. Kamm, 2006, S. 22).

Ziel der Rationalisierung ist es, nach dem ökonomischen Prinzip (auch bekannt als Wirtschaftlichkeitsprinzip, Rationalprinzip oder Input-Output-Relation) vorzugehen, d. h. entweder bei geringem finanziellen Input ein Output stabil zu halten (Minimalprinzip) oder bei gleichem finanziellen Input das Output zu erhöhen (Maximalprinzip).

MERKSATZ

Mit dem **ökonomischen Prinzip** wird entweder gleicher Mitteleinsatz mit größerem Nutzen oder verringerter Mitteleinsatz bei gleichem Nutzen angestrebt!

Die Abb. 1.1 soll Ihnen zusammenfassend den Unterschied (und die Gemeinsamkeiten) zwischen dem Minimalprinzip und dem Maximalprinzip genauer verdeutlichen.

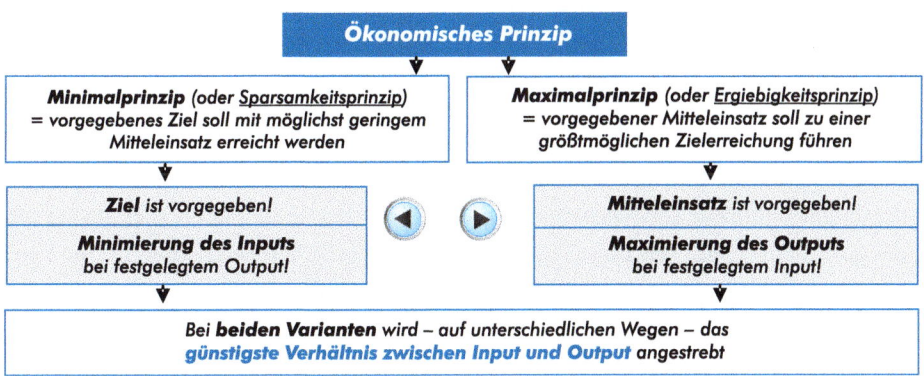

Abb. 1.1:   Ökonomisches Prinzip (vgl. Weber et al., 2014, S. 3)

Das ökonomische Prinzip kann als Reflexion zwischen knappen Ressourcen und unbegrenzten menschlichen Bedürfnissen verstanden werden. Folglich ist das ökonomische Prinzip eine Art Richtschnur für die (bestmögliche) Verwendung von Mitteln für konkurrierende Ziele, basierend auf der Voraussetzung der Mittelknappheit und der alternativen Verwendbarkeit der Mittel.

Auch wenn die Titulierung es vermuten lassen könnte, darf das ökonomische Prinzip nicht mit Wirtschaftlichkeit gleichgesetzt werden: Denn Wirtschaftlichkeit beschreibt lediglich das Verhältnis von Ertrag und Aufwand. Eine hohe Wirtschaftlichkeit muss aber nicht zwangsläufig etwas darüber aussagen, ob eine Optimalität im Sinne des ökonomischen Prinzips vorliegt. Hilfestellung für eine genauere Analyse bieten die beiden Wirtschaftlichkeitsmaße Effizienz und Effektivität, die umgangssprachlich oft synonym verwendet werden, jedoch unterschiedlich zu deuten sind (vgl. Deutsches Fremdwörterlexikon, 2004, S. 17, S. 25; Drucker, zit. n. Naz, 2004, S. 214):

1. **Effektivität** (engl. „effectiveness") leitet sich aus dem lateinischen „efficiencia", sprich Wirksamkeit ab. Effektivität ist ein Maß für die Zielerreichung (Output) und damit in der Lage, die grundsätzliche Eignung und Zweckmäßigkeit z. B. einer medizinischen Intervention zu überprüfen („doing the right thing").

2. **Effizienz** (engl. „efficiency") ist etymologisch auf das lateinische „efficere" für „bewirken" zurückzuführen. Effizienz kann als Maß für die Wirtschaftlichkeit des Ressourceneinsatzes (sprich der Input-Output-Relation, folgend dem ökonomischen Prinzip) bezeichnet werden („doing the things right").

Wenn wir uns in der Medizin bewegen, müssen wir noch präziser werden. Da die Bewertung von medizinischen Interventionen stark von den Rahmenbedingungen (z. B. Versuchsbedingungen eines Therapieeffekts) abhängt, wird in der englischsprachigen Literatur der Nachweis der Überlegenheit eines neuen diagnostischen oder therapeutischen Verfahrens gegenüber herkömmlichen Methoden differenziert nach efficacy, effectiveness und efficiency (auch bekannt als die 3 E) (vgl. Schaffner, 2002, S. 4; West, 2000, S. 21).

MERKSATZ

Die Bewertung medizinischer Interventionen erfolgt unter Berücksichtigung der Kriterien efficacy, effectiveness und efficency (vgl. Schaffner, 2002, S. 4; West, 2000, S. 21):

1. **Efficacy:** Effekte einer medizinischen Intervention unter kontrollierten (bzw. idealen) Bedingungen (Studienbedingungen).

2. **Effectiveness:** Effekte einer medizinischen Intervention unter Alltagsbedingungen, die sich aus den aktuellen Strukturen des Versorgungssystems ergeben.

3. **Efficiency:** Effekte einer medizinischen Intervention unter ökonomischen Kosten-Nutzen-Aspekten.

ÜBUNG 1.1

Für eine Behandlungsmethode wird eine gesundheitsökonomische Evaluation durchgeführt. Laut Evaluation ist das Kosten-Nutzen-Verhältnis sehr gut. In der alltäglichen Praxis stellt sich allerdings heraus, dass die Intervention nicht so erfolgreich ist. Machen Sie sich Gedanken, woran dies liegen kann.

Zusammenfassend kann das ökonomische Prinzip somit als ein rein formales Prinzip bzw. als eine Art Verhaltensmaxime für wirtschaftliches Handeln verstanden werden, das jedoch nichts über die Motive, die Qualität oder die Zielsetzung des wirtschaftlichen Handelns selbst aussagt.

MERKSATZ

Rationalisierung kann als Bestreben verstanden werden, die Wirtschaftlichkeit des Gesundheitswesens zu steigern. Nach dem Grundsatz **„Rationalisierung vor Rationierung"** können gesundheitsökonomische Evaluationen als **Rationierungsprophylaxe** verstanden werden, um Rationierungsentscheidungen bis zur Ausschöpfung aller Rationalisierungsmöglichkeiten möglichst weit in die Zukunft zu schieben (vgl. Kersting, 2007, S. 27).

1.3.2 Priorisierung

Angesichts immer knapper werdender Ressourcen müssen wir leider davon ausgehen, dass trotz aller Rationalisierungsbemühungen zukünftig nicht allen Patienten alle Leistungen in vollem Umfang zugewiesen werden können. Hiermit ist zwangsläufig die Frage verbunden, nach welchen Kriterien eine Zuteilung erfolgen kann (vgl. Fuchs et al., 2009, S. 555). Um bestimmten Indikatorengruppen, Verfahren oder Patienten den Vorrang bei der Zuteilung von Gesundheitsleistungen geben zu können oder gar im Falle einer Rationierung einen bewussten Ausschluss vorzunehmen, ist eine Transparenz und Nachvollziehbarkeit der Zuteilung notwendig. Denn nur so kann gewährleistet werden, dass eine Priorisierung akzeptiert wird.

Die Priorisierung und damit die „ausdrückliche Feststellung einer Vorrangigkeit bestimmter Indikationen, Patientengruppen oder Verfahren vor anderen" (ZEKO, 2000, S. 1017) kann klassifiziert werden in (vgl. Preusker, 2004, S. 16 f.):

- **Horizontale Priorisierung:** Die horizontale Priorisierung bezieht sich auf die Festlegung einer Vorrangigkeit zwischen den Versorgungssektoren (z. B. unterschiedliche Krankheits- bzw. Krankengruppen oder Versorgungsziele). Beispiel: *Soll ein Patient mit Krankheit A oder mit Krankheit B behandelt werden?*

- **Vertikale Priorisierung:** Bei der vertikalen Priorisierung handelt es sich um die Festlegung einer Vorrangigkeit innerhalb eines definierten Versorgungssektors (z. B. ambulanter oder stationärer Bereich, Rehabilitation, Pflege oder Herzkrankheiten und ihre Versorgung) oder von einzelnen Patientengruppen gegenüber anderen. Beispiel: *Soll Patient A oder Patient B das Spenderherz erhalten?*

Priorisierungen im Gesundheitswesen blicken international auf eine lange Historie zurück. Während es in Deutschland noch schwer zu fallen scheint, sich der komplexen und schwierigen Gerechtigkeitsfragen zu nähern und mögliche Lösungsansätze für eine gerechte Verteilung gesundheitlicher Leistungen bei begrenzten Ressourcen zu finden, hat der vor zehn bis fünfzehn Jahren geführte Diskurs anderer Länder (z. B. Schweden, Finnland, USA) bereits konkrete Formen angenommen (vgl. Buyx, 2008, S. 171).

Vor allem Schweden nimmt hierbei eine Vorreiterrolle an: So wurde hier bereits im Jahre 1992 eine parlamentarische Priorisierungskommission einberufen, die dazu beitrug, dass fünf Jahre später Grundprinzipien der Priorisierung vom schwedischen Reichstag verabschiedet wurden. Neben dem Prinzip der Menschenwürde und dem Prinzip der Bedarfsdeckung (bzw. dem Solidarprinzip) wurde das Prinzip der Kosteneffektivität (vgl. Preusker, 2007, S. 932) in die dort aufgestellte Priorisierungsordnung mit Priorisierungsgruppen verankert (vgl. Tab. 1.3).

Tab. 1.3:   Priorisierungsbeispiel: schwedische Priorisierungsgruppen (Preusker, 2007, S. 932)

Priorisierungsgruppen	
Gruppe 1 (= höchste Priorität)	• Versorgung lebensbedrohlicher akuter Krankheiten • Versorgung solcher Krankheiten, die ohne Behandlung zu dauerhafter Invalidisierung oder zu vorzeitigem Tod führen • Versorgung schwerer chronischer Krankheiten • Palliative Versorgung & Versorgung in der Endphase des Lebens • Versorgung von Menschen mit herabgesetzter Autonomie
Gruppe 2 (=abnehmende Reihenfolge öffentlicher Gelder)	• Prävention • Rehabilitation
Gruppe 3 (=abnehmende Reihenfolge öffentlicher Gelder)	• Versorgung weniger schwerer akuter & chronischer Erkrankungen
Gruppe 4 (keine öffentlichen Gelder)	• Versorgung aus anderen Gründen als Krankheit und Schaden

In der praktischen Umsetzung – wie medizinische Leistungen in welcher Reihenfolge aus öffentlichen Mitteln zu finanzieren sind – wurde ein Priorisierungsalgorithmus mithilfe von sogenannten Problem-Leistungs-Kopplungen („condition-treatment pairs", Indikatoren) aufgestellt. Dieser Priorisierungsalgorithmus berücksichtigt neben der medizinischen Bedürftigkeit (bzw. Schweregrad der Krankheit und Dringlichkeit der Behandlung) die Wirksamkeit und die Kosteneffektivität (vgl. Buyx, 2008, S. 173), um so eine Rangabstufung erstellen zu können. In Abhängigkeit davon, wie viele Mittel zur Verfügung stehen, wurden Ranglisten aufgestellt, die vorgeben, welche Leistungen aufgrund ihrer hohen oder niedrigen Priorisierung aus Ressourcengründen zu favorisieren oder zurückzustellen sind (vgl. Fuchs et al., 2009, S. 555).

PRAXISBEISPIEL 1.1

Die folgende Tabelle zeigt Ihnen, wie Priorisierungen anhand von Punktesystemen in Schweden – hier am Beispiel von gynäkologischen Krebserkrankungen – grundsätzlich aussehen können.

Tab. 1.4: Priorisierungsmuster für die Behandlung gynäkologischer Krebserkrankungen (Preusker, 2010, S. 51 f., zit. n. Rosenberg, 2000)

Lebensqualität	Punkte
Große Möglichkeit für eine Verbesserung durch die Behandlung (>30 %)	0
Große Möglichkeit, durch die Behandlung einer stark verschlechterten Lebensqualität vorzubeugen (>30 %)	4
Geringe Möglichkeit, durch die Behandlung einer stark verschlechterten Lebensqualität vorzubeugen (≤30 %)	10
Geringe Möglichkeit für Verbesserung durch die Behandlung (≤30 %)	10

Lebenszeitverlängerung	Punkte
≥50 % Chance für eine mehr als einjährige Lebenszeitverlängerung	0
≥50 % Chance für eine mehr als sechsmonatige Lebenszeitverlängerung	2
≥50 % Chance für eine mehr als dreimonatige Lebenszeitverlängerung	5
≥50 % Chance für eine mehr als einmonatige Lebenszeitverlängerung	10
<50 % Chance für eine mehr als einmonatige Lebenszeitverlängerung	12
Ist nicht zu beurteilen	10

Risiko für ernsthafte Komplikationen/Nebenwirkungen der Behandlung	Punkte
<5 % Risiko für Tod oder hochgradige und dauerhafte Behinderung	0
<10 % Risiko für Tod oder hochgradige und dauerhafte Behinderung	2
≥10 % Risiko für Tod oder hochgradige und dauerhafte Behinderung	10
≥30 % Risiko für Tod oder hochgradige und dauerhafte Behinderung	15

Derartige Punktsysteme finden ebenfalls seit 2005 Anwendung in Finnland für bis dato 193 Erkrankungen, die 80 % der Krankenhauskosten (ohne Notfallkosten) verursachen (vgl. Preusker, 2007, S. 936; Siciliani et al., 2013, S. 138). Doch Patienten nach ihrem Schweregrad oder ihrer nicht akuten Erkrankung in Kategorien einzuordnen, löst immer auch Unbehagen aus, ist daher nicht unumstritten und sorgt auch in Skandinavien für umfangreiche ethische Debatten. Unabhängig von der enormen Schwierigkeit einer gerechten Kriterienfindung, versuchen Priorisierungen angesichts der Tatsache, dass Rationalisierung schnell an ihre Grenzen stößt, den Versorgungsbedarf sicherzustellen und Rationierungen (bzw. komplette Leistungsstreichungen) zu vermeiden.

Zwar geht die Priorisierung der Rationierung zeitlich und gedanklich voraus, allerdings darf die Priorisierung nicht als Rationierung missverstanden werden, da sie nicht zwangsläufig zur Rationierung führen muss (vgl. ZEKO, 2007, S. 3).

Instrumente zur Ressourcenverteilung, wie gesundheitsökonomische Evaluationen und die evidenzbasierte Medizin (EbM) liefern für die Priorisierung wichtige Informationen, um z. B. notwendige Leistungen von zusätzlich optionalen Leistungen differenzieren zu können.

MERKSATZ

Ziel der Priorisierung ist es, im Sinne der Verteilungsgerechtigkeit eine „gesellschaftlich belastbare, demokratisch akzeptierte Priorisierungsordnung auf der Basis von rationalen, transparenten und expliziten Kriterien" zu schaffen (Naegele, 2008, S. 9).

1.3.3 Kostenverlagerung

In Deutschland ist in den letzten Jahren eine zunehmende Kostenverlagerung auf den Patienten zu beobachten. Eine Kostenverlagerung im Bereich der gesetzlichen Krankenversicherung spiegelt sich entweder in

- einer teilweisen (Selbstbeteiligung, Zuzahlung, Franchise) oder
- einer völligen Streichung (Ausschluss)

von Leistungen aus dem gesetzlichen Leistungskatalog der GKVn wider. Die Tab. 1.5 soll Ihnen beispielhaft Aufschluss darüber geben, wie sich die Ausgaben je nach Ausgabenträger in den letzten Jahren entwickelt haben.

Tab. 1.5: Gesundheitsausgaben in Deutschland in Mio. €; Gliederungsmerkmale: Jahre, Art der Einrichtung, Art der Leistung, Ausgabenträger (GBE, 2016b)

	2000	2005	2010	2014	Anteil 2014
Ausgabenträger insgesamt	213.804	241.932	290.252	327.951	100,0 %
Öffentliche Haushalte	13.614	13.583	14.220	14.769	4,5 %
Gesetzliche Krankenversicherung	123.914	135.877	165.835	191.767	58,5 %
Soziale Pflegeversicherung	16.706	17.888	21.535	25.452	7,8 %
Gesetzliche Rentenversicherung	3.528	3.598	4.054	4.363	1,3 %
Gesetzliche Unfallversicherung	3.687	3.998	4.613	5.213	1,6 %
Private Krankenversicherung	17.604	22.023	26.773	29.262	8,9 %
Arbeitgeber	8.692	10.231	12.281	13.938	4,3 %
Private Haushalte/private Organisationen ohne Erwerbszweck	26.059	34.734	40.941	43.186	13,2 %

Deutlich zu erkennen ist, dass sich die Ausgaben für Gesundheit im Zeitraum 2000 bis 2014 bei allen Ausgabenträgern erhöht haben. Während die Ausgaben für die gesetzlichen Krankenkassen um 54,8 % gestiegen sind, erhöhten sich die Gesundheitsausgaben bei den privaten Krankenversicherungen um 66,2 % und bei den privaten Haushalten um 65,8 %.

Kostenverlagerungen in Form von **Selbstbeteiligungen** können in vier Kategorien unterteilt werden:

- **Gesetzliche Zuzahlungen:** Gesetzlich vorgeschriebene Zuzahlung des Patienten (z. B. für die erstmalig Arztkonsultation im Quartal, Arzneimittel, Verbandsmaterial, Fahrkosten, Hilfsmittel, Heilmittel, Kuren; min. 5,00 bis max. 10,00 €).

- **Wirtschaftliche Aufzahlung:** Differenz zwischen Abgabepreis und dem bundesweit einheitlichen Festpreis (für Seh-, Hör- und Inkontinenzhilfen sowie Hilfsmittel zur Kompressionstherapie, Stoma-Artikel und Einlagen).

- **Eigenanteil:** Differenz zwischen tatsächlichen Kosten und Kosten für das Produkt ohne medizinisch notwendige Versorgung (z. B. für orthopädische

Straßenschuhe 40 € Eigenanteil laut Empfehlung der „Spitzenverbände der Krankenkassen" (vgl. SpiKa, 2007, S. 47).

- **Wahltarife:** Monetäre Wahltarife sind freiwillige Angebote der GKV. Je nach Tarifausgestaltung und Höhe der Selbstbeteiligung erhalten Versicherte einen Bonus, wenn sie einen Teil der Kosten übernehmen oder Leistungen gar nicht in Anspruch nehmen (§ 53 SGB V) – sie binden sich allerdings drei Jahre an die Kasse.

Zu einer Kostenverlagerung durch **komplette Streichungen aus dem GKV-Leistungskatalog** ist es in den letzten Jahren verstärkt insbesondere im Arzneimittelbereich gekommen. So sind seit 1983 gemäß § 34 Abs. 1 SGB V Mittel bei Erkältungskrankheiten und grippalen Infekten, Mund- und Rachentherapeutika, Abführmittel und Mittel gegen Reisekrankheiten für erwachsene Versicherte von der Erstattung ausgeschlossen. Auch Medikamente zur Schwangerschaftsverhütung müssen Frauen ab dem 20. Lebensjahr selbst tragen (vgl. Fricke, 2008, S. 61).

Seit 2004 – mit Einführung des GKV-Modernisierungsgesetzes – sind Arzneimittel ausgeschlossen, bei deren Anwendung eine höhere Lebensqualität im Vordergrund steht (vgl. Fricke, 2008, S. 61). Zu diesen sogenannten Lifestyle-Medikamenten gehören Arzneimittel, die zur Abmagerung oder Zügelung des Appetits oder zur Regulierung des Körpergewichts, der Raucherentwöhnung, der Verbesserung des Haarwuchses, der Behandlung der erektilen Dysfunktion und der Steigerung der sexuellen Potenz dienen (§ 34 Abs. 1 SGB V).

Sowohl bei der Rationierung als auch bei der Kostenverlagerung wird die Anwendung des Verursacherprinzips kritisch diskutiert, da hier immer auch ethische Risikopotenziale vorliegen – insbesondere bei führenden Lifestyle- bzw. Risikofaktoren, den sogenannten „holy four" (vgl. McQueen, 1976), auch bekannt als RABE-Parameter (Rauchen, Alkoholkonsum, Bewegungsmangel und ungesunde Ernährung) (vgl. Lengerke, 2007b, S. 74 ff.). Ethische Risikopotenziale sind (vgl. Birnbacher, 1999, S. 54):

- der Eingriff in die Privatsphäre,
- die ungleiche Behandlung von unterschiedlichem Risikoverhalten und
- die Gefahr der gerechtfertigten Schuldzuweisung.

Andererseits wird angemerkt, dass von Kostenverlagerungen für einzelne, besonders herausragende gesundheitsschädigende Verhaltensweisen positive sozialpsychologische Effekte ausgehen können, da sie die Bereitschaft zur solidarischen Mitwirkung festigen können (vgl. Birnbacher, 1999, S. 54).

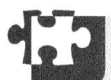

ÜBUNG 1.2

Erklären Sie mit Ihren Worten den Unterschied zwischen gesetzlicher Zuzahlung und wirtschaftlicher Aufzahlung und nennen Sie jeweils ein Beispiel!

Geht es um die Gesamtbewertung von Kostenbeteiligungen, so ist auch hier der Blick auf die Sicherungssysteme anderer Länder interessant.

PRAXISBEISPIEL 1.2

Internationaler Vergleich

Anhand des Selbstzahleranteils anderer Länder (wie der Schweiz) wird deutlich, dass die Kostenbeteiligung in Deutschland vergleichsweise gering ist. Laut OECD zahlte die Schweizer Bevölkerung 2013 – als Spitzenreiter – rund 1.630 US$ pro Jahr (ca. 26 % der nationalen Gesundheitsausgaben) aus eigener Tasche (sogenannte Out-of-pocket-Zahlungen). Selbst in dem noch stärker privatwirtschaftlich orientierten amerikanischen Gesundheitswesen beträgt der Anteil der Out-of-pocket-Zahlungen nur 12 % (1.074 US$). Im Schnitt der 22 verglichenen OECD-Staaten zahlt die Bevölkerung rund 17 % (635 US$) der nationalen Gesundheitsausgaben selbst.

Der Grund für den hohen Selbstzahleranteil der Schweiz liegt im sogenannten „obligatorischen Grundfranchise". Denn in der Schweiz müssen Versicherte einen Festbetrag von 300 CHF (275,62 €) pro Jahr oder 10 % Selbstbeteiligung an allen Behandlungskosten grundsätzlich selbst tragen. Die Belastungsobergrenze für Erwachsene liegt bei 700 CHF (643,11 €) pro Jahr (vgl. § 10 KVG; Währungsumrechnung Stand: 20.08.2016).

Zusammenfassend ist anzumerken, dass Kostenbeteiligungen eindeutige verhaltens-steuernde und kostensenkende Wirkungen zugesprochen werden (vgl. Wimmer, 2008, S. 276 ff.). Kritisch gesehen wird, dass Kostenverlagerungen immer mit dem Risiko verbunden sind, Bedürftige und Kranke auszugrenzen. Aus diesem Grund sind Ausnahmeregelungen – sowohl in der Schweiz wie auch in Deutschland – für bedürftige Personen vorgesehen, wie die Befreiungsregelung nach § 61 SGB V und die einkommensabhängige Belastungsobergrenze von 2 % der jährlichen Bruttoein-nahmen (§ 62 SGB V).

Der Vollversicherungsschutz (bzw. die Preisunabhängigkeit und die Trennung von Versicherungsprämie und Versicherungsleistung) führt dazu, dass die GKV-Versicherten die Höhe der Kosten und den Wert der Leistung nicht erkennen und die Bereitstellung von Versicherungsleistungen als etwas unbegrenzt Verfügbares wahrnehmen (vgl. Oberender et al., 2002, S. 53).

MERKSATZ

Hinter der zunehmenden Kostenverlagerung verbirgt sich die Neudefi-nition des mündigen Patienten, dem vermehrt Eigenverantwortung übertra-gen wird. Intention ist es, die Versicherten dafür zu sensibilisieren, mit den begrenzten Mitteln verantwortungsvoll umzugehen.

ÜBUNG 1.3

Überlegen Sie sich jeweils ein konkretes Beispiel für Leistungen, die von den Versicherten teilweise und komplett zu tragen sind.

In der praktischen Umsetzung gilt für die Kostenverlagerung das gleiche Vorgehen wie bei der Rationierung, auf die wir im Folgenden genauer eingehen werden. Denn auch hier müssen Kriterien entwickelt werden (vgl. Schulenburg, 2007, S. 21), die die Sozialverträglichkeit prüfen.

1.3.4 Rationierung

Gehen Priorisierungen angesichts der finanziellen Situation doch in Rationierungen über, so werden Kosteneinsparungen durch die Vorenthaltung medizinischer Maßnahmen erzielt. Je mehr der Bedarf die Produktionsmöglichkeit(-sgrenze) (sprich die Leistungsfähigkeit des Systems) übersteigt, desto höher ist die Wahrscheinlichkeit, dass die Nachfrage mit mehr oder weniger logischen Marktmechanismen (z. B. Praxisgebühr) begrenzt werden muss (vgl. Schulenburg, 2008, S. 21).

Rationierungen in Form einer Vorenthaltung bestimmter medizinischer Maßnahmen oder auch Wartezeiten stellen solche Marktmechanismen zur Bedarfsbegrenzung dar. Die folgende Abb. 1.2 gibt Ihnen einen Gesamtüberblick über die vier Formen von Rationierungen im Gesundheitswesen. Anzumerken ist, dass die direkte/scharfe und die personenorientierte sowie die indirekte/weiche und die ressourcenorientierte Rationierung teils nicht differenziert werden (vgl. Offermanns, 2007, S. 48), da sich diese in ihren Ausprägungsmerkmalen letztlich nicht unterscheiden.

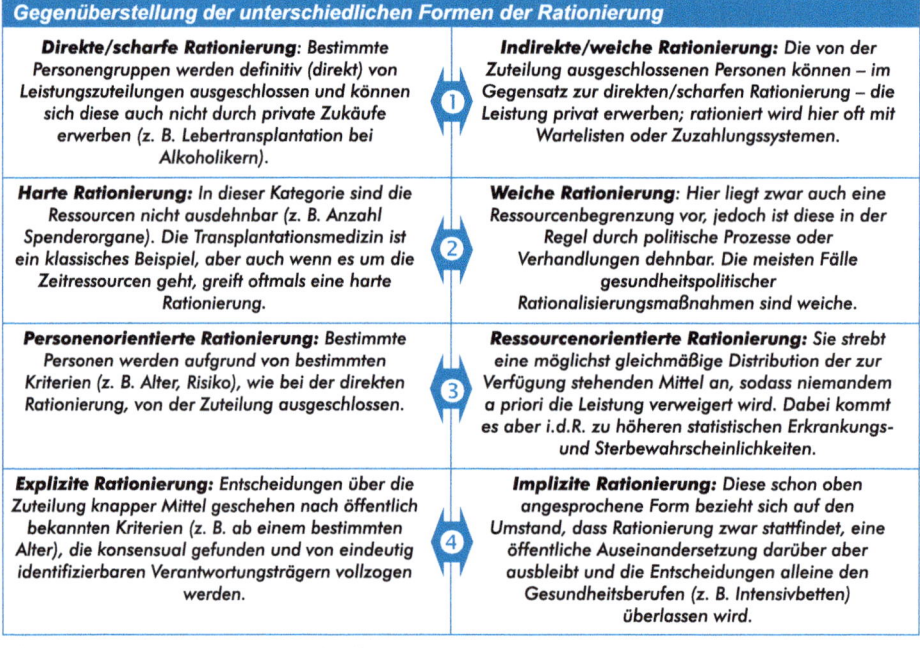

Gegenüberstellung der unterschiedlichen Formen der Rationierung		
Direkte/scharfe Rationierung: Bestimmte Personengruppen werden definitiv (direkt) von Leistungszuteilungen ausgeschlossen und können sich diese auch nicht durch private Zukäufe erwerben (z. B. Lebertransplantation bei Alkoholikern).	①	**Indirekte/weiche Rationierung:** Die von der Zuteilung ausgeschlossenen Personen können – im Gegensatz zur direkten/scharfen Rationierung – die Leistung privat erwerben; rationiert wird hier oft mit Wartelisten oder Zuzahlungssystemen.
Harte Rationierung: In dieser Kategorie sind die Ressourcen nicht ausdehnbar (z. B. Anzahl Spenderorgane). Die Transplantationsmedizin ist ein klassisches Beispiel, aber auch wenn es um die Zeitressourcen geht, greift oftmals eine harte Rationierung.	②	**Weiche Rationierung:** Hier liegt zwar auch eine Ressourcenbegrenzung vor, jedoch ist diese in der Regel durch politische Prozesse oder Verhandlungen dehnbar. Die meisten Fälle gesundheitspolitischer Rationalisierungsmaßnahmen sind weiche.
Personenorientierte Rationierung: Bestimmte Personen werden aufgrund von bestimmten Kriterien (z. B. Alter, Risiko), wie bei der direkten Rationierung, von der Zuteilung ausgeschlossen.	③	**Ressourcenorientierte Rationierung:** Sie strebt eine möglichst gleichmäßige Distribution der zur Verfügung stehenden Mittel an, sodass niemandem a priori die Leistung verweigert wird. Dabei kommt es aber i.d.R. zu höheren statistischen Erkrankungs- und Sterbewahrscheinlichkeiten.
Explizite Rationierung: Entscheidungen über die Zuteilung knapper Mittel geschehen nach öffentlich bekannten Kriterien (z. B. ab einem bestimmten Alter), die konsensual gefunden und von eindeutig identifizierbaren Verantwortungsträgern vollzogen werden.	④	**Implizite Rationierung:** Diese schon oben angesprochene Form bezieht sich auf den Umstand, dass Rationierung zwar stattfindet, eine öffentliche Auseinandersetzung darüber aber ausbleibt und die Entscheidungen alleine den Gesundheitsberufen (z. B. Intensivbetten) überlassen wird.

Abb. 1.2: Formen der Rationierung (Wallner, 2002, S. 23)

Die genannten Rationierungsformen bergen in den meisten Fällen ethische Konflikt-potenziale. Entsprechend ist die Erzielung von Einsparung durch die Vorenthaltung von medizinisch induzierten Maßnahmen ethisch unerwünscht, da es sich mitunter für Patienten um (überlebens-)notwendige Maßnahmen handeln kann. Zudem ver-stoßen Rationierungen (z. B. Altersrationierung) gegen grundrechtliche oder sonst verfassungsrechtliche Aspekte, wenn sie die Menschenwürde oder das Verbot gegen Diskriminierung bestimmter Patientengruppen berühren.

Allein das deutsche Grundgesetz setzt der Rationierung somit klare Grenzen. Auch das Diskriminierungsverbot verbietet es, eine Rationierung von Gesundheits-leistungen nach Kriterien wie Alter, sozialer Status oder Beruf, Leistungsfähigkeit, Behinderung oder chronischer Erkrankungen vorzunehmen, „da jeder Mensch den gleichen Schutz und die gleiche Unterstützung ‚ohne Ansehen der Person' bzw. un-geachtet eines von außen zugebilligten Wertes hat" (Bobbert, 2003, S. 10).

In anderen Ländern hat die (indirekte) Rationierung z. B. nach Alter bereits Ein-zug gehalten. Das klassische Beispiel stellt Großbritannien dar, hier werden kost-spielige Therapien wie Dialyse oder Herzchirurgie ab einem bestimmten Alter nicht mehr durchgeführt. So erhält ein 65-jähriger Nierenpatient nur noch dann eine Dialy-se, wenn er diese selbst finanzieren kann (vgl. Schroeter/Prahl, 1999, S. 37).

Diese Form der Altersdiskriminierung (engl. „ageism") wird als Rationierungs-kriterium Alter bisher in Deutschland nicht diskutiert, da es als ethisch nicht vertret-bar angesehen wird (vgl. Stoklossa, 2005, S. 15). Aber auch hierzulande finden bereits vereinzelt Rationierungen statt, wie Ihnen das folgende Beispiel zeigt.

PRAXISBEISPIEL 1.3

Auch die gesetzliche Krankenversicherung weist Merkmale der Rationierung auf, die z. B. seit 2007 mit Einführung des GKV-Wettbewerbsstärkungsgesetzes im § 52 SGB V als **Leistungsbeschränkung bei Selbstverschulden** verankert wurden:

„(1) Haben sich Versicherte eine Krankheit vorsätzlich oder bei einem von ihnen begangenen Verbrechen oder vorsätzlichen Vergehen zugezogen, können die Krankenkassen ihre Versicherten an den Kosten der Leistungen in angemessener Höhe beteiligen und das Krankengeld ganz oder teilweise für die Dauer dieser Krankheit versagen und zurückfordern.

(2) Haben sich Versicherte eine Krankheit durch eine medizinisch nicht indizierte ästhetische Operation, eine Tätowierung oder ein Piercing zugezogen, hat die Krankenkasse die Versicherten in angemessener Höhe an den Kosten zu beteiligen und das Krankengeld für die Dauer dieser Behandlung ganz oder teilweise zu versagen oder zurückzufordern."
(§ 52 SGB V)

Anmerkung: Der § 52 SGB V wird oft auch „Petz-Paragraph" genannt, da Ärzte verpflichtet sind, Neben- und Folgekomplikationen von nicht induzierten medizinischen Maßnahmen (trotz ärztlicher Schweigepflicht) zu melden. Gegner der These von der Fairness der Verantwortungszuschreibung sehen bei der Anwendung des Verursacherprinzips nicht nur die Arzt-Patienten-Beziehung gefährdet, sondern kritisieren, dass den Opfern die Schuld gegeben wird („bliming victims"). Denn vom § 52 SGB V seien respektive vulnerable Bevölkerungsgruppen betroffen, die auf diese Weise doppelt bestraft würden, da sie ohnehin über geringere Ressourcen (z. B. Geld, Bildung) zur Führung eines gesundheitsbewussten Lebensstils verfügen (vgl. Alber et al., 2009, S. 1361).

Das Beispiel der Rationierung im deutschen Gesundheitswesen macht uns deutlich, wie sensibel das Terrain der Vorenthaltung medizinischer Maßnahmen ist. Zwar ist das **Recht auf Gesundheit** nicht ausdrücklich im Grundgesetz verankert, allerdings indirekt zumindest durch die gesetzliche Schutzpflicht bzw. das Recht auf Leben und körperliche Unversehrtheit (Art. 2 Abs. 2 GG) und das Recht auf die freie Entfaltung der Persönlichkeit (Art. 2 Abs. 1 GG) verfassungsrechtlich geschützt.

Summa summarum kann festgehalten werden, dass auch bei der Rationierung Mittel und Wege gefunden werden müssen, die wirtschaftlich und ethisch für alle Beteiligten vertretbar sind. Da Rationierungen immer mit moralischen Kosten in Verbindung stehen, ist es umso wichtiger, neben medizinischen auch ökonomische Erwägungen in den schwierigen Entscheidungsprozess einzubeziehen. Geht es um Entscheidungen hinsichtlich einer expliziten Rationierung, stellen die gesundheitsökonomischen Evaluationen daher auch das am häufigsten genannte Instrument dar (vgl. Gandjour/Lauterbach, 2001, S. 125).

> **MERKSATZ**
>
> Die Rationierung stellt in der Regel den letzten Weg dar. Andere Strategien (wie die Rationalisierung, die Priorisierung oder die Kostenverlagerung) gehen ihr zeitlich voraus.

1.4 Interessen- und Verteilungskonflikte

Die Verteilung knapper finanzieller Mittel ist immer auch mit Interessen- und Verteilungskonflikten verbunden. Um diese theoretisch erklären zu können, wird auf die ökonomische Wohlfahrtstheorie zurückgegriffen. Entsprechend stellt auch sie die theoretische Basis gesundheitsökonomischer Evaluationen dar (vgl. Greiner, 2006, S. 349). Gesundheitsökonomische Evaluationen haben zum Ziel, Hilfestellung dabei zu leisten und die begrenzten Mittel dort einzusetzen, wo sie letztlich den größten Nutzen für die Wohlfahrt erzielen. Hierbei geht die Wohlfahrtstheorie der Einfachheit halber vom neoklassischem Konstrukt des rational denkenden Homo oeconomicus aus, der versucht, seinen eigenen Nutzen zu maximieren (vgl. Schulenberg, 2008, S. 14 f.). Anzumerken ist an dieser Stelle, dass das theoretische Modell der Wohlfahrtsökonomie, das zur Erklärung von Verteilungsproblemen entwickelt wurde, somit keine Emotionalitäten (z. B. die eingeschränkte Patientensouveränität) berücksichtigt, die die Präferenzen der Individuen erheblich beeinflussen können.

Dennoch ist es ein hilfreiches Konstrukt, das versucht, Erklärungen dafür zu finden, unter welchen Bedingungen (vgl. Leidl, 2003, S. 463)

- ein gesellschaftliches Optimum in der Allokation von Ressourcen erreicht wird sowie

- die Wohlfahrt bei Allokationsänderungen verbessert werden kann und welche Ansätze es gibt, Wohlfahrtsveränderungen überhaupt zu messen.

Oberstes Ziel der Wohlfahrtstheorie ist es, die gesamtgesellschaftliche Wohlfahrt zu maximieren, indem pareto-optimale Zustände (Win-win-Zustände) angestrebt werden.

MERKSATZ

Die Pareto-Effizienz (benannt nach dem italienischen Ökonomen Vilfredo Pareto) ist ein Kriterium zur Bewertung der ökonomischen Effizienz einer Verteilung. Eine Verteilung ist dann pareto-effizient oder pareto-optimal, wenn bei der Verteilung keine Alternative existiert, bei der die beteiligten Personen besser gestellt werden können, ohne dass eine andere Person schlechter gestellt würde. Mit anderen Worten: Die Verteilung ist pareto-optimal, wenn niemand mehr freiwillig mit einem anderen tauscht.

Anzumerken ist, dass die Gerechtigkeit einer Verteilung bei diesem Modell nicht beurteilt wird, sodass pareto-effiziente Verteilung nicht zwingend eine optimale Verteilung sein muss.

In der realen Welt hingegen scheitern Märkte häufig daran, pareto-optimale Ergebnisse zu liefern. Sind Märkte nicht pareto-optimal, so können staatliche Aktivitäten (bzw. die bereits angesprochenen Bewältigungsstrategien) am ehesten gerechtfertigt werden. Doch im Leben und gerade bei politischen Maßnahmen gibt es oft Gewinner und Verlierer (vgl. Schmidtchen, 1993, S. 65).

Nicholas Kaldor und John Hicks haben das Pareto-Kriterium daher um den Aspekt der Kompensation zwischen Gesellschaft und Individuen erweitert. Nach dem Kompensationskriterium (auch bekannt als Kaldor-Hicks-Kriterium) ist ein Zustand einem anderen Zustand dann vorzuziehen, wenn ein Wohlfahrtsgewinn erreicht wird, der den Wohlfahrtsverlust des geschädigten Individuums kompensiert (vgl. Donges/Freytag, 2001, S. 89). Um eine theoretische Abschätzung der Kompensation vornehmen zu können, müssen die Effekte in monetären Einheiten quantifiziert werden, sodass wir auch hier wieder den Kreis zum Nutzen gesundheitsökonomischer Evaluationen schließen können.

Ziel des wohlfahrtstheoretischen Modells ist, einen Einblick zu bekommen, was die potenziellen Gewinner erhalten würden (= Summe der maximalen Zahlungsbereitschaft für die Situationsverbesserung) und was die potenziellen Verlierer verlieren würden (= Summe der notwendigen finanziellen Ausgleiche zur Erhaltung des Wohlfahrtniveaus) (vgl. Schöffski, 2008, S. 372). Nur so kann abgeschätzt werden, ob die Gewinner der Umverteilung die Verlierer durch Kompensationszahlungen theoretisch entschädigen könnten und ob so eine **wohlfahrtssteigernde Allokationssituation** zu erreichen wäre.

Die Anwendung von gesundheitsökonomischen Evaluationen dient in diesem Zusammenhang der Klärung von Effizienz- und Allokationsproblemen, insofern diese nicht durch vorhandene Marktmechanismen realisiert werden können. Doch auch die Aktivität des Staates allein ist keine Garantie für Pareto-Verbesserungen, denn Effizienz- und Allokationsprobleme im Gesundheitswesen vollziehen sich – wie die Abb. 1.3 zeigt – auf verschiedenen Ebenen und zwischen unterschiedlichen Akteuren, die ihrerseits wiederum unterschiedliche Präferenzen haben.

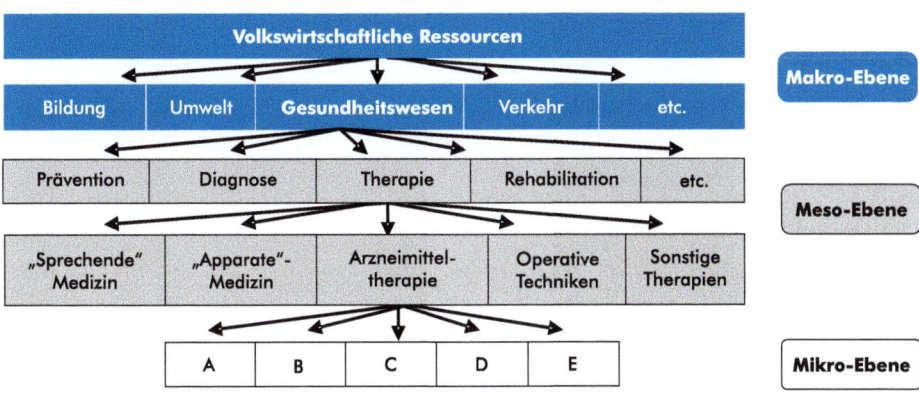

Abb. 1.3: Ebenen der Allokation (vgl. Stoklossa, 2005, S. 34)

Auf den verschiedenen Ebenen werden unterschiedliche Ziele verfolgt:

1. **Makro-Ebene:** Auf der Makro-Ebene (auch bekannt als volkswirtschaftliche Ebene) der gesundheitspolitischen Entscheidungsfindung konkurrieren einzelne staatliche Betätigungsfelder um die begrenzten Ressourcen. Neben der Ausgestaltung des Gesundheitswesens stellt sich auf dieser Ebene die Frage, wie die Ressourcenverteilung zwischen dem Bereich Gesundheit und anderen Bereichen aussehen sollte, um das Gemeinwohl zu maximieren. Da auch der Staat nur über einen begrenzten Mitteleinsatz verfügt, sollte er seine Handlungen am ökonomischen Prinzip orientieren, um die **Wohlfahrt** zu **maximieren**.

2. **Meso-Ebene:** Auf der Meso-Ebene erfolgt die Verteilung – des auf der Makroebene festgelegten Gesundheitsbudgets – auf verschiedene Bereiche oder Maßnahmen des Gesundheitswesens. Hier erfolgt die Entscheidung, in welchem Ausmaß die einzelnen Sektoren (z. B. ambulante und stationäre Versorgung, Arzneimittelsektor) und einzelne Fachgebiete der Sektoren (z. B. Psychiatrie, Pädiatrie) partizipieren (vgl. Stoklossa, 2005, S. 34). Respektive privatwirtschaftliche Unternehmen, wie die Pharmaindustrie, sind hier bestrebt, mithilfe des ökonomischen Prinzips ihre **Gewinne** zu **maximieren**.

3. **Mikro-Ebene:** Auf der Mikro-Ebene (auch individuelle Ebene genannt) entscheidet z. B. der Arzt darüber, welche Behandlung oder welches Medikament der einzelne Patient erhält (vgl. Stoklossa, 2005, S. 34). Im Selbstmedikationsbereich entscheidet der Konsument allein (ggf. durch die Beratung der Apotheken). Durch ihre Kaufentscheidung wird festgelegt, welche Produkte bzw. Dienstleistungen in welchen Mengen konsumiert werden. Diese Entscheidungen führen dazu – wenn sie gemäß ökonomischem Prinzip vorgenommen werden –, den **persönlichen Nutzen** zu **maximieren**.

Die Darstellung verdeutlicht, dass auf der Makro-, Meso- und Mikro-Ebene durch die Zuteilung knapper Mittel Verteilungskonflikte entstehen können. Somit setzen gesundheitsökonomische Evaluationen auf allen Ebenen – insbesondere jedoch auf der Mikro-Ebene – an. Auf dieser Ebene geht es in erster Linie um die Generierung wichtiger Informationen hinsichtlich der Wirtschaftlichkeit und Wirksamkeit von medizinischen Interventionen, aus denen eine Entscheidungsunterstützung zum

Leistungsangebot zur Behandlung spezifischer Erkrankungen (z. B. Demenz, Diabetes) abgeleitet werden kann.

Das magische Dreieck der Gesundheitspolitik (vgl. Abb. 1.4) verdeutlicht Ihnen zusätzlich die mitunter konfliktträchtigen Zielsetzungen der unterschiedlichen Ebenen, die in Einklang miteinander zu bringen sind.

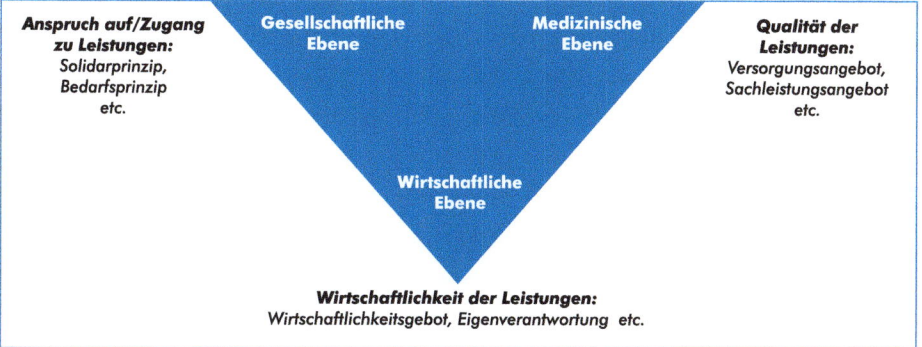

Abb. 1.4:   Magisches Dreieck der Gesundheitspolitik (vgl. Klinke, 2008, S. 64)

MERKSATZ

Die Gesundheitsökonomie befasst sich mit der gerechten Ressourcenverteilung und Mittelverwendung auf Mikro-Ebene (individueller Ausgestaltungsmodus), Meso-Ebene (innerinstitutioneller Ausgestaltungsmodus) und Marko-Ebene sozialpolitischer und gesundheitsökonomischer Entscheidungsverfahren (vgl. Arend/Gastmans, 1996, S. 171 f.).

Je weiter oben auf der hierarchischen Ebene eine Fragestellung gelöst werden muss, desto schwieriger wird die Beantwortung der Fragen aufgrund der Komplexität und der geringeren Verfügbarkeit und Verlässlichkeit der Daten. Daraus folgt für gesundheitsökonomische Evaluationen: Je präziser eine Fragestellung ist, desto größer ist die Wahrscheinlichkeit, valide Ergebnisse zu erhalten (vgl. Fricke/Schöffski, 2008, S. 74).

1.5 Gesetzliche Verpflichtungen

Schauen wir uns die gesetzliche Lage an, können wir feststellen, dass in Deutschland bisher kein Gesetz existiert, dass zwingend eine Durchführung von gesundheitsökonomischen Evaluationen vorschreibt (vgl. Schöffski, 2008, S. 9).

Andererseits existieren Gesetzestexte, die eindeutig darauf hinweisen, dass der Nachweis der Wirtschaftlichkeit und damit implizit die Durchführung von gesundheitsökonomischen Evaluationen vom Gesetzgeber ohne Zweifel gewünscht sind. Denn in der GKV ist das Bedarfsdeckungsprinzip vorgesehen. Nach diesem Prinzip haben die Versicherten Anspruch auf eine „bedarfsgerechte, dem allgemein anerkannten Stand der medizinischen Erkenntnisse entsprechende" Versorgung (§ 2 Abs. 1 S. 3 SGB V). Die Limitierung des Bedarfs erfolgt wiederum durch das **Wirtschaftlichkeitsgebot** des § 12 SGB V. Dieser besagt, dass Leistungen „ausreichend, zweckmäßig und wirtschaftlich" sein müssen und dass „das Maß des Notwendigen" nicht überschritten werden darf. „Leistungen, die nicht notwendig oder unwirtschaftlich sind, können Versicherte nicht beanspruchen, dürfen die Leistungserbringer nicht bewirken und die Krankenkassen nicht bewilligen" (§ 12 SGB V). Dieser Grundsatz wird auch im Postulat der Beitragssatzstabilität (§ 71 Abs. 1 SGB V), das eine Beitragserhöhung (bzw. einen Zusatzbeitrag) nur zulässt, sofern die notwendige medizinische Versorgung nicht anders gewährleistet werden kann, nicht außer Kraft gesetzt.

Im Folgenden erhalten Sie einen Einblick in die unterschiedlichen gesetzlichen Verpflichtungen einzelner Akteure des Gesundheitswesens:

1. **Instrumente der GKV:** Hinsichtlich einzelner Instrumente der GKV existieren im SGB verschiedene Hinweise, die auf die Wirtschaftlichkeitsprüfung hinweisen. So müssen *Bonusprogramme* mittelfristig aus Einsparungen und Effizienzsteigerungen finanziert werden (§ 65 a SGB V). Können keine Einsparungen nachgewiesen werden, dürfen die Kassen ihren Versicherten keine Boni gewähren. Auch *Wahltarife* müssen sich amortisieren (§ 53 SGB V). Die Kassen sind angehalten, sowohl bei Bonusprogrammen als auch bei den Wahltarifen regelmäßig (spätestens nach drei Jahren) Rechenschaft bei ihrer zuständigen Aufsichtsbehörde abzulegen. Zwar ist die Form der Nachweispflicht in beiden Fällen nicht eindeutig geregelt, doch wird in der Praxis in der Regel auf externe unabhängige Dritte (In-

stitute etc.) zurückgegriffen, die das Kosten-Nutzen-Verhältnis der Instrumente ermitteln. Bei *Modellvorhaben* (§ 63 SGB V) und *Disease-Management-Programmen* (§ 137 e SGB V) verlangt der Gesetzgeber hingegen eindeutig, dass die Kassen unter wissenschaftlicher Begleitung bzw. mithilfe eines unabhängigen Sachverständigen die Zielerreichung nachweisen und darüber hinaus die Ergebnisse veröffentlichen. Seit 2016 werden GKV-finanzierte *Online-Präventionskurse* in den Handlungsfeldern Ernährung, Bewegung, Stress und dem Umgang mit Suchtmitteln nach § 20 SGB V wiederum von der Zentralen Prüfstelle Prävention nur dann zertifiziert und die Kosten von den GKV (vgl. GKV-Spitzenverband, 2010) getragen, wenn diese jährlich eine Wirksamkeitsevaluation nachweisen (vgl. Zentrale Prüfstelle Prävention, 2016, S. 5). Die Online-Präventionskurse werden jeweils nur für ein Jahr zertifiziert und nur dann re-zertifiziert, wenn definierte Wirknachweise vorliegen (vgl. Zentrale Prüfstelle Prävention, 2016, S. 5).

2. **Medizinische Leistungen:** Medizinische Leistungen bzw. insbesondere neue Untersuchungs- und Behandlungsmethoden dürfen in der vertragsärztlichen Versorgung laut § 135 SGB V nur dann erbracht werden, wenn der Gemeinsame Bundesausschuss (G-BA) eine Empfehlung ausgesprochen hat. Die entsprechende Empfehlung beinhaltet sowohl die Anerkennung des diagnostischen und therapeutischen Nutzens als auch die medizinische Notwendigkeit und Wirtschaftlichkeit der jeweiligen Untersuchungs- und Behandlungsmethode im Vergleich zu bereits existierenden Methoden, die zu finanziellen Lasten der Krankenkassen erbracht werden (§ 135 Abs. 1 SGB V).

3. **Arzneimittel:** Bei Arzneimitteln ist zwischen Zulassung und Erstattungsfähigkeit zu unterscheiden. Arzneimittel sind in Deutschland vom Bundesinstitut für Arzneimittel, dem Paul-Ehrlich-Institut und dem Bundesamt für Sera und Impfstoffe zulassungspflichtig. Die Zulassung ist gebunden an unterschiedliche Stufen der vorklinischen und klinischen Prüfung, die den Nachweis der Überwindung der drei Hürden der therapeutischen Wirksamkeit, der Unbedenklichkeit und der pharmazeutischen Qualität erbringen. Tabelle 1.6 zeigt Ihnen die einzelnen Stufen der Produktentwicklung von Arzneimitteln, die vor Zulassung durchlaufen werden müssen.

Tab. 1.6: Phasen der Arzneimittelzulassung (Wehling, 2005, S. 43)

	Targeting und Produktentwicklung
(vorklinische) **Phase 0**	*Feststellung der chemischen und physikalischen Eigenschaften der Substanzen und Prüfung der Wirksamkeit in **lebenden Zellen** (z. B. Tierversuche)*
(klinische) **Phase I**	*Prüfung bei **gesunden Probanden** zur Ermittlung der Kinetik des Wirkstoffes, von Wirkungen und Verträglichkeit*
(klinische) **Phase II**	*Prüfung bei **wenigen ausgesuchten Erkrankten** zur Bestimmung der (erwünschten und unerwünschten) Wirkungen beim Erkrankten, der Dosierung und der Kinetik*
(klinische) **Phase III**	*Studien mit **größeren Patientenkollektiven** zur Evaluierung der Wirksamkeit und der Risiken bei speziellen Risikogruppen*
	Zulassung und Markteinführung
(klinische) **Phase IV**	*Studien nach der Zulassung der Arzneimittel zur Beobachtung der Langzeiteffekte **unter Alltagsbedingungen***

Mit der Einführung des Gesetzes zur Neuordnung des Arzneimittelmarkts in der gesetzlichen Krankenversicherung (auch Arzneimittelmarktneuordnungsgesetz, kurz AMNOG) hat der Gemeinsame Bundesausschuss (kurz G-BA; www.g-ba.de) seit dem 1. Januar 2011 den gesetzlichen Auftrag zur (frühen) Nutzenbewertung erhalten. Der G-BA kann damit als höchste medizinische Entscheidungsinstanz in Deutschland angesehen werden, denn er entscheidet im Rahmen des gesetzlichen Auftrags darüber, welchen Leistungsanspruch die Solidargemeinschaft der gesetzlich Krankenversicherten rechtsverbindlich hat. Mit der Einführung des AMNOG führt der G-BA gemäß § 35 a SGB V eine obligatorische Nutzenbewertung für alle neu zugelassenen Arzneimittel mit neuen Wirkstoffen nach dem Markteintritt durch. In Abhängigkeit der Ergebnisse der Nutzenbewertung des G-BAs wird entschieden wie viel die GKVn für ein neues Arzneimittel mit einem neuen Wirkstoff zahlen. Damit sind pharmazeutische Unternehmen hierzulande seit Beginn des Jahres 2011 erstmals verpflichtet ein Dossier über Arzneimittel, die erstmals auf den Markt gebracht oder für ein neues Anwendungsgebiet zugelassen werden, vorzulegen. Mit dem AMNOG wurde neben den bestehenden drei Prüfungen 1.) der pharmazeutischen Qualität, 2.) der therapeutischen Wirksamkeit und 3.) der toxikologischen Unbedenklichkeit eines neuen Arzneimittels die Zulassung um die vierte Hürde Zusatznutzennachweis (auch frühe Nutzenbewertung) erweitert (vgl. Sander, 2011, S. 667). Kritisch daran angemerkt wird, dass die derzeitigen Nutzenbewertungen keine gesundheitsökonomische Evaluation im umfassenden Sinne darstellen. Daher plädiert die Arbeitsgemeinschaft der Wissenschaftlich Medizinischen Fachgesellschaften e.V. (kurz AWMF) dafür, zukünftige Nutzenbewertungen um die Evidenz zur Wirtschaftlichkeit neuer Arzneimittel zu ergänzen, um auf dieser Basis eine bessere Entscheidungsgrundlage für eine mögliche Erstattungsfähigkeit zu erwirken (vgl. AWMF, 2015, S. 3f.).Alle laufenden und abgeschlossenen Bewertungsverfahren des GB-A (inkl. Dossiers, Dossierbewertung, Beschlüsse etc.) sind auf der Internetseite https://www.g-ba.de/informationen/nutzenbewertung/ für die breite Öffentlichkeit einsehbar.

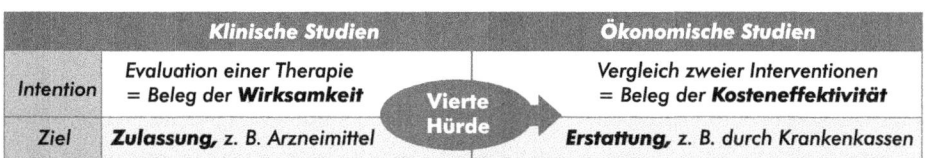

Abb. 1.5:   Zielkriterien klinischer und ökonomischer Studien

Schätzungen gehen davon aus, dass ca. 80 % der Arzneimittelkosten von ca. 20 % der Patienten – respektive für Spezialpräparate (vgl. Glaeske/Janshen, 2007, S. 46) – verursacht werden. Gerade im Bereich der Krebstherapie können leicht Therapiekosten in Höhe von bis zu 60.000 € pro Jahr entstehen. Das Segment der Originalpräparate wird von Experten auf Dauer für die solidarisch finanzierte Krankenversicherung als systemsprengend angesehen (vgl. Bausch, 2007, S. 95), da in Deutschland keine direkte Regulierung für Arzneimittelpreise, sondern nur eine indirekte Regulierung z. B. über Arzneimittelfestbeträge (§ 35 SGB V), Parallelimporte (§ 129 SGB V), generische Substitutionen (§ 129 SGB V) oder Rabatte existieren.

Seit Einführung von Festbeträgen im Zuge des Gesundheitsreformgesetzes im Jahr 1989 setzen Obergrenzen die Erstattungsfähigkeit bestimmter Medikamente seitens der GKV fest. Diese Maßnahme soll sicherstellen, dass eine gleiche Erstattung für gleichartige Arzneimittel stattfindet. Werden teurere Präparate gewählt, so muss der Versicherte die Differenz zwischen Festbetrag und Marktpreis selbst bezahlen (vgl. Lampert/Althammer, 2004, S. 259). Festbetragsgruppen unterscheiden zwischen Arzneimitteln mit denselben Wirkstoffen (Stufe 1), Arzneimitteln mit pharmakologisch-therapeutisch vergleichbaren Wirkstoffen (Stufe 2) und Arzneimitteln mit therapeutisch vergleichbaren Wirkungen, insbesondere Arzneimittelkombinationen

(Stufe 3). In regelmäßigen Abständen erstellt der GKV-Spitzenverband eine Übersicht zu den Festbeträgen sämtlicher betroffener Arzneimittel, die anschließend vom Deutschen Institut für medizinische Dokumentation und Information (kurz DIMDI) veröffentlicht werden (siehe www.dimdi.de) (vgl. Hessel et al., 2013, S. 382).

Die rechtliche Basis der Festlegung von Festbeträgen für Arzneimittel, mit entweder pharmakologisch vergleichbaren Wirkstoffen oder therapeutisch vergleichbarer Wirkung, bildet der § 35 SGB V. Der G-BA ist zuständig für die Gruppierung der Arzneimittel unter Anhörung der jeweiligen Hersteller und deren Fachverbände, während der Spitzenverband Bund der Krankenkassen (kurz SpiBu) die Höhe der Festbeiträge für die jeweilige Gruppe festsetzt (vgl. Stargardt/Schreyögg, 2013, S. 131). Um den Wert neuer Arzneimittel und den Wettbewerb um tatsächlich therapeutische Innovationen zu fördern, sollen zukünftig verstärkt nur noch solche Arzneimittel von der GKV „belohnt" werden, die nachgewiesenermaßen zu einem besseren therapeutischen Outcome und mehr Effizienz beitragen (vgl. Glaeske, 2008, S. 156).

Seit Einführung des Wettbewerbsstärkungsgesetzes kann das Institut für Qualität und Wirtschaftlichkeit im Gesundheitswesen (IQWiG) für Kosten-Nutzen-Bewertungen beauftragt werden (§ 35 Abs. 1 und 2 SGB V). Die Bewertung des Nutzens und der Kosten (sprich die Durchführung gesundheitsökonomischer Studien) konzentriert sich zwar stark auf den Bereich der Arzneimittel, schließt aber auch die Bewertung von nicht medikamentösen Behandlungsmethoden (z. B. Operationsmethoden), Verfahren der Diagnose und Früherkennung (Screening), Behandlungsleitlinien und Disease-Management-Programmen (§ 139a Abs. 3 SGB V) mit ein. Diese Neuregelung soll sicherstellen, dass u. a. die Arzneimittelausgaben so beeinflusst werden, dass möglichst viele Versicherte am technischen Fortschritt teilhaben können (vgl. Glaeske, 2008, S. 56).

1.6 Entscheidungsfindung und Wahl von Alternativen

Bei der Frage, wann eine Maßnahme grundsätzlich als erfolgreich einzuschätzen ist, hilft uns die Vier-Felder-Matrix (auch bekannt als Kosten-Effektivitäts-Diagramm, vgl. Abb. 1.6). Denn betrachten wir das Verhältnis zwischen Kosten und Nutzen einer medizinischen Intervention mit einer Alternative, so kann dies zu vier unterschiedlichen Ergebnissen führen: Das medizinische Ergebnis kann entweder besser oder schlechter sein und die Kosten können höher oder niedriger ausfallen (vgl. Schöffski, 2008, S. 76).

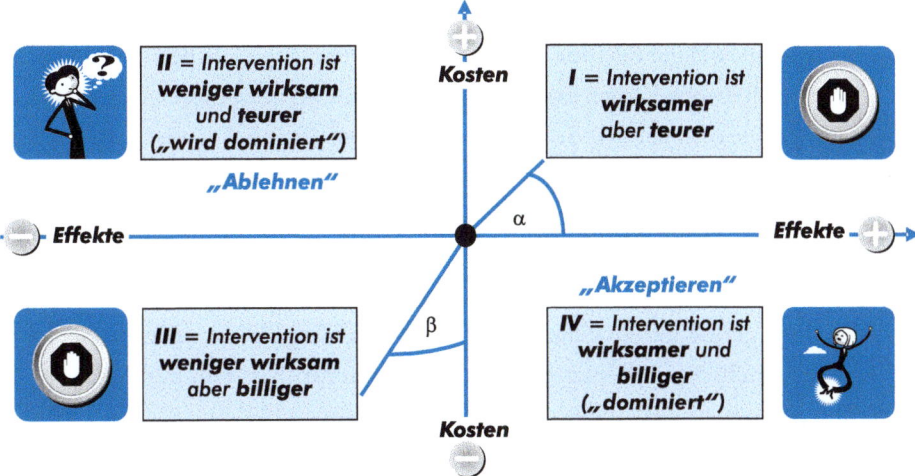

Abb. 1.6: Vier-Felder-Matrix (Schöffski, 2008, S. 77)

Der Nullpunkt des Diagramms (schwarzer Kreis) stellt die bisherige Standardtherapie bzw. Alternative dar. Zwar ist die Vier-Felder-Matrix nur eine theoretische Darstellungsform, allerdings kann mit ihrer Hilfe die zentrale Herausforderung des Gesundheitswesens und der damit verbundenen Problematik der Werteentscheidung im Hinblick auf einzelne medizinische Interventionen gut veranschaulicht werden.

In Abhängigkeit davon, in welchem Quadranten der Vier-Felder-Matrix die medizinische Intervention angesiedelt ist, ergeben sich unterschiedliche Ergebnisse und Entscheidungsgrundlagen (vgl. Schöffski/Uber, 2002, S. 187):

- Bei zwei Ergebnissen ist die Antwort eindeutig: Quadrant II und IV: Im **Quadrant II** dominiert die Alternative, da die neue Intervention sowohl medizinisch unterlegen als auch kostspieliger und daher abzulehnen ist. Liegt eine medizinische Intervention hingegen im **Quadranten IV**, ist sie medizinisch überlegen und kostengünstiger. Sie dominiert und ist daher einzuführen.

- Bei den beiden anderen Ergebnissen stellt sich die Entscheidung weitaus schwieriger dar: Quadrant I und III: Sowohl im Quadranten I als auch im

Quadranten III kommt es auf die Relation zwischen zusätzlichen Kosten und zusätzlicher Effektivität an. Obwohl die Intervention im **Quadranten I** zwar ein besseres Ergebnis aufweist, verursacht sie höhere Kosten. Es ist unklar, ob die Innovation eingeführt werden kann oder nicht. Die Entscheidung hängt davon ab, welche Relation zwischen Kosten und Ergebnis herrscht und welche zusätzlichen Kosten akzeptiert werden können bzw. in welchem Maße sie zusätzlich getragen werden können. Je kleiner der Winkel α ist, umso wahrscheinlicher ist es, dass die Intervention eingeführt wird, da das Verhältnis zwischen Kosten und medizinischem Nutzen am besten ist (vgl. Schöffski, 2008, S. 77). Befindet sich eine medizinische Intervention im **Quadranten III** wird oft argumentiert, dass die medizinische Intervention abzulehnen ist, da sie eine geringere Wirksamkeit aufweist. Allerdings ist genau zu prüfen, wie das Verhältnis zur 0-Alternative ist. Daher gilt für Quadrant I und III:

- Je kleiner der Winkel β, desto größer ist die Kosteneinsparung.

- Je kleiner der Winkel α, desto größer ist der Nutzeneffekt.

- Je kleiner der Winkel, desto günstiger ist das Kosten-Nutzen-Verhältnis.

Ist eine medizinische Intervention somit nur ein bisschen billiger – aber sehr viel schlechter, kann diese ausgeschlossen werden, da das Kosten-Nutzen-Verhältnis ungünstig ist. Ist aber eine medizinische Intervention nur marginal schlechter – aber sehr viel billiger, muss unter Einbeziehung ethischer Überlegungen entschieden werden, ob die medizinisch unterlegene Maßnahme mitunter kosteneffektiver ist. In der Praxis wird in der Regel z. B. bei der Entwicklung medizinischer Innovationen zunächst versucht, bessere medizinische Effekte zu erzielen. Erst im zweiten Schritt erfolgt eine Überprüfung der Kostenaspekte. Im Zuge der Ressourcenknappheit ist anzunehmen, dass auch bei der Produktentwicklung vermehrt der Aspekt der Verbesserung der Wirtschaftlichkeit im Gesundheitswesen eine Rolle spielen wird (vgl. Schöffski, 2008, S. 78).

Zusammenfassend können die folgenden Entscheidungsregeln (vgl. Abb. 1.7) bei der Erstellung von Handlungsempfehlungen hinsichtlich einer allokativ optimalen Mittelverwendung aufgestellt werden:

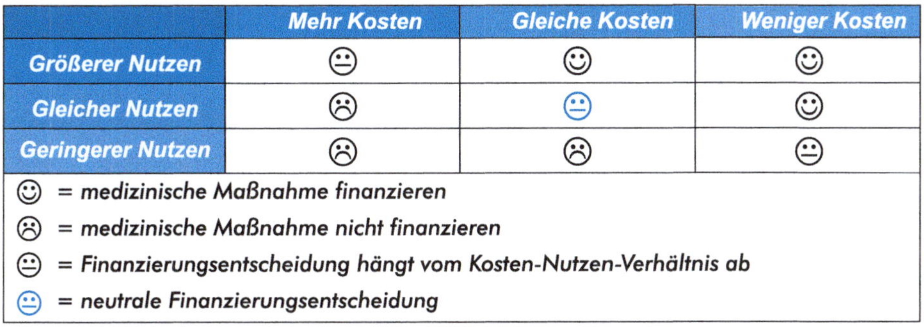

	Mehr Kosten	Gleiche Kosten	Weniger Kosten
Größerer Nutzen	😐	🙂	🙂
Gleicher Nutzen	🙁	😐	🙂
Geringerer Nutzen	🙁	🙁	😐

🙂 = medizinische Maßnahme finanzieren

🙁 = medizinische Maßnahme nicht finanzieren

😐 = Finanzierungsentscheidung hängt vom Kosten-Nutzen-Verhältnis ab

😐 = neutrale Finanzierungsentscheidung

Abb. 1.7: Entscheidungsregeln für eine allokativ optimale Mittelverwendung (Rothgang et al., 2004, S. 308, zit. n. Schöffski, 2008, S. 79)

MERKSATZ

Aufgabe gesundheitsökonomischer Evaluationen ist es, die Informationen über die Kosten und gesundheitlichen Effekte so darzustellen, dass Entscheidungsträger in der Lage sind, die Wirtschaftlichkeit beurteilen und bewerten zu können.

ÜBUNG 1.4

Überlegen Sie sich jeweils ein Beispiel für medizinische Interventionen, die in den Quadranten I und III (vgl. Abb. 1.6) passen würden.

1.7 Deutschland im Ländervergleich

Sprechen wir über Effektivität von medizinischen Interventionen oder indirekt sogar des Gesundheitswesens, macht erneut ein Blick über den Tellerrand Sinn: Denn vergleichen wir den Anteil der Gesundheitsausgaben am Bruttosozialprodukt (BSP) international, können wir feststellen, dass Deutschland eine Spitzenposition einnimmt. Schauen wir uns indes die **Gesundheitsausgaben in Relation zu möglichen Gesundheitsindikatoren** an, konnte sich Deutschland laut OECD in den letzten Jahren im Hinblick auf die Effektivität verbessern (vgl. OECD, 2008, S. 160 f.). Gesundheitsindikatoren können vielfältig sein, beispielsweise wird zur Einschätzung der Effektivität einer Behandlung die Überlebensrate berechnet.

Unterschieden werden hierbei die absolute und die relative Überlebensrate. Die absolute 5-Jahres-Überlebensrate gibt den prozentualen Anteil der Überlebenden an, die nach einer Diagnose – beispielsweise Krebs – noch mindestens 5 Jahre gelebt haben. Die relative Überlebensrate stellt hingegen nur den Anteil der Sterblichkeit (Mortalität) unter Patienten da, die tatsächlich an einer Erkrankung (z. B. Krebs) gestorben sind. Damit stellt die relative Überlebensrate die krebsbedingte Mortalität da, um konkurrierende Todesursachen in z. B. unterschiedlichen Altersstrukturen auf die Überlebensrate berücksichtigen zu können (vgl. Becker, 2010, S. 47). Entsprechend bedeutet eine relative Überlebensrate von 100 %, dass die Mortalität unter einer bestimmten Patientengruppe genauso groß ist, wie die Sterblichkeit der allgemeinen Bevölkerung. Die folgende Tab. 1.7 zeigt am Beispiel einiger ausgewählter Krebserkrankungen die 5-Jahres-Überlebensrate in Deutschland im europäischen Vergleich.

Tab. 1.7: Europäischer Vergleich: 5-Jahres-Überlebensrate im Bereich Krebs (2000-2007) (vgl. De Angelis et al., 2014, S. 3)

Indikator: 5-Jahres-Überlebensraten	Europäischer Durchschnitt	Deutschland
Magenkrebs	25,1 %	31,3 %
Lungenkrebs	13,0 %	15,6 %
Brustkrebs	81,8 %	83,6 %
Hautkrebs	83,2 %	89,4 %
Prostatakrebs	83,4 %	89,4 %
Eierstockkrebs	37,6 %	40,3 %
Nierenkrebs	60,6 %	70,2 %

HINWEIS

Ländervergleiche, die versuchen eine Relation von Gesundheitsausgaben und Indikatoren für Gesundheit abzubilden, sollten Sie immer mit äußerster Vorsicht betrachten, da viele Faktoren (z. B. unterschiedliche Lebensstile, Kulturen, Einkommenssituation) einen Einfluss auf die Ergebnisse haben können.

Zudem sind die hohen Gesundheitskosten in Deutschland auch darauf zurückzuführen, dass Deutschland im Vergleich zu anderen Ländern im Bereich der Kapazitäten (z. B. Anzahl der Ärzte, Krankenhausbetten pro Einwohner) eine Spitzenposition einnimmt. Die hervorragende patientenorientierte Versorgung des deutschen Gesundheitswesens mit kurzen Wartezeiten und freier Arztwahl brachte Deutschland im Ländervergleich den 7. Platz im europäischen Gesundheitskonsumentenindex ein. Im Hinblick auf die Behandlungsergebnisse sowie die Gesundheitsausgaben verzeichnete Deutschland allerdings auch hier nur mittelmäßige Werte im Indexvergleich (vgl. Health Consumer Powerhouse, 2016, S. 6 ff.).

HINWEIS

Nähere Informationen zum europäischen Ländervergleich und den Einzeldisziplinen (z. B. Patientenrechte, Wartezeiten, Prävention) können Sie unter www.healthpowerhouse.com (EuroHealth Consumer Index, 2015) einsehen.

Summa summarum können gesundheitsökonomische Evaluationen auch hier wichtige Hinweise geben, wo durch Effektivitäts- und Effizienzgewinne eine Qualitätsverbesserung erzielt werden kann. Denn in Bezug auf gesundheitsökonomische Evaluationen gilt, dass eine Wirtschaftlichkeitsprüfung ohne Wirksamkeitsprüfung als unangemessen angesehen werden kann, da der Bezugspunkt fehlt.

MERKSATZ

Wirtschaftlichkeits- und Wirksamkeitsprüfung stehen in einem engen logischen Zusammenhang, denn die Qualität eines Gesundheitssystems wird von einer Vielzahl von interagierenden Faktoren beeinflusst.

Zusammenfassung

Das deutsche Gesundheitswesen steht vor enormen Herausforderungen. Stagnierende Beitragseinnahmen und steigende Gesundheitsausgaben bedingen, dass Lösungen gefunden werden müssen, die die Effektivität und Effizienz der Gesundheitsversorgung sicherstellen. Zur Bewältigung dieser Herausforderungen treffen mitunter divergierende Rationalitäten aufeinander:

- Während es Anliegen der Medizin ist, die medizinische Effektivität zu erhöhen, wird der Ökonomie oft vorgeworfen, nur die ökonomische Effizienz im Blickfeld zu haben. Die Gesundheitsökonomie versucht diese scheinbar unterschiedliche Rationalität in Einklang zu bringen und miteinander zu versöhnen.

- Ziel der interdisziplinären Verbindung ist es, mit geeigneten Methoden – sprich mithilfe gesundheitsökonomischer Evaluationen – sowohl einen Beitrag zu einer Versachlichung der sensiblen Thematik als auch eine Unterstützung bei der rationalen Entscheidungsfindung zu leisten.

- Bei den Fragen nach einer rationalen Allokation knapper Mittel wird auf ökonomische Prinzipien zurückgegriffen. In Anbetracht immer knapper werdender Ressourcen stehen medizinische Interventionen ständig auf dem Prüfstand, ob sie (angesichts des technischen Fortschritts) das jeweils angestrebte Ziel gleich gut oder besser bzw. mit einem geringeren Ressourcenverbrauch im Vergleich zum Status quo erreichen können. Neben Effizienz und Effektivität spielen gerade im Gesundheitswesen ethische Aspekte eine enorme Rolle.

- Der Einsatz ökonomischer Prinzipien soll dabei nicht nur objektiv helfen, den vorhandenen Mitteleinsatz optimal einzusetzen, sondern auch versuchen, das subjektive Verhalten unterschiedlicher Akteure mit unterschiedlichen Präferenzen so zu steuern, dass eine Nutzenmaximierung im Sinne des Gemeinwohls entsteht.

- Die Kosten-Nutzen-Abwägungen (und damit der Einsatz gesundheitsökonomischer Evaluationen) sind aus dem Gesundheitswesen daher nicht mehr wegzudenken, wenn es um die Suche nach Lösungen zur allokativ optimalen Verwendung knapper Mittel geht. Gesundheitsökonomische Evaluationen stellen einen wichtigen Teil der Beurteilung von Leistungen dar, dem allerdings immer eine Bewertung medizinischer und ethischer Aspekte der jeweiligen medizinischen Intervention vorausgehen sollte.

Aufgaben zur Selbstüberprüfung

Aufgabe 1.1

Wie lassen sich die steigenden Kosten im Gesundheitswesen erklären? Nennen Sie die treibenden Faktoren auf der Angebots- und Nachfrageseite.

Aufgabe 1.2

Welche unterschiedlichen Bewältigungsstrategien stehen zur Verfügung, um der Mittelknappheit zu begegnen?

Aufgabe 1.3

Definieren Sie Effizienz und Effektivität und grenzen Sie die Begriffe voneinander ab.

Aufgabe 1.4

Grenzen Sie die Rationierung von der Rationalisierung ab.

2 Grundlagen gesundheitsökonomischer Evaluationen

In diesem Kapitel lernen Sie die Grundlagen der gesundheitsökonomischen Evaluation kennen. Sie gewinnen Kenntnis über die verschiedenen Kosten- und Nutzenkomponenten, die je nach Sichtweise angewendet werden können. Auch wissen Sie nach diesem Kapitel, mit welchen unterschiedlichen Methoden die mitunter sehr schwer quantifizierbaren Kosten- und Nutzenkomponenten ermittelt werden können und welche Daten(-quellen) hierzu benötigt werden.

2.1 Studienperspektive

Kosten- und Nutzenparameter von medizinischen Interventionen können aus verschiedenen Perspektiven betrachtet, erfasst und bewertet werden. Die Entscheidung, welche Sichtweise bei einer Studie eingenommen wird, hängt von der Fragestellung der gesundheitsökonomischen Evaluation ab. Unabhängig von der getroffenen Wahl ist die Perspektive und damit die Wahl der einzelnen Kosten- und Nutzenparameter offenzulegen und zu begründen, da nur so sichergestellt werden kann, dass die Studienergebnisse richtig interpretiert werden können.

Gesundheitsökonomische Evaluationen können unterschiedliche Perspektiven einnehmen (vgl. Schulenburg/Greiner, 2000, S. 242 f.):

- **Leistungsempfänger-Perspektive** (z. B. Versicherte, Patienten): Die Sichtweise der Leistungsempfänger konzentriert sich aufgrund des Vollversicherungsschutzes der GKV weniger auf monetäre Kosten als vielmehr auf intangible Effekte (z. B. Lebensqualitätsgewinn, Schmerzen).

- **Leistungserbringer-Perspektive** (z. B. Krankenhaus, niedergelassene Ärzte): Die Perspektive der Leistungserbringer soll ans Licht bringen, welche wirtschaftlichen Konsequenzen die medizinischen Leistungen auf die Situation des Krankenhauses bzw. der niedergelassenen Praxis ausüben.

- **Leistungsträger-Perspektive** (z. B. GKV, PKV): Die Perspektive der Leistungsträger hat zum Ziel, die Auswirkungen auf die Kassen (z. B. Gesundheitsleistungen, Krankengeld oder Einnahmeverluste) zu ermitteln. Sie ist die in gesundheitsökonomischen Evaluationen gängige Sichtweise, da sie alle Kosten betrachtet, unabhängig davon, bei wem sie anfallen.

- **Volkswirtschaftliche Perspektive (Gesellschaft):** Bei der volkswirtschaftlichen Perspektive werden sämtliche Kosten, unabhängig davon, ob sie von den gesetzlichen Krankenversicherungen, anderen Sozialversicherungen oder öffentlichen Institutionen (wie Erwerbsunfähigkeit), den Patienten und den Angehörigen (wie Zeit- und Fahrkosten) oder von der Gesellschaft (z. B. Produktionsausfall) getragen werden, in die Studie eingeschlossen.

ÜBUNG 2.1

Überlegen Sie sich noch zwei weitere Perspektiven, die für die gesundheitsökonomischen Evaluationen infrage kommen können.

Die Wahl der Perspektive gesundheitsökonomischer Evaluationen hat entscheidenden Einfluss darauf, welche Kosten- und Nutzenkomponenten einbezogen werden müssen bzw. wer die Kosten trägt oder wem der Nutzen letztlich zugutekommt. Die unterschiedlichen Perspektiven äußern sich durch das Weglassen oder Hinzurechnen von Kosten- und Nutzenkomponenten. Die Abb. 2.1 zeigt exemplarisch die einzubeziehenden Kosten, je nach gewählter Studienperspektive.

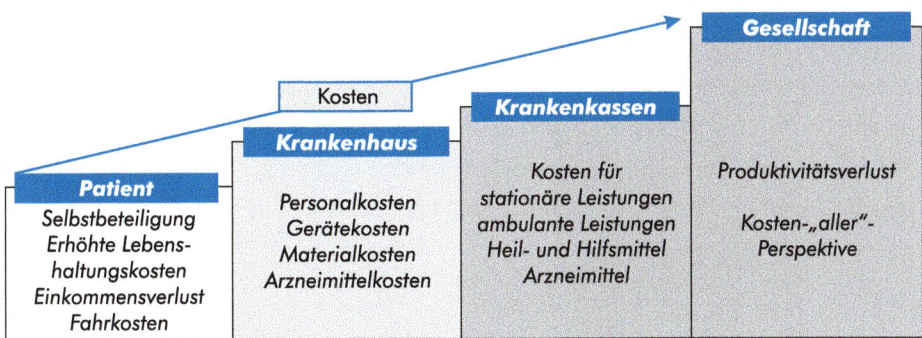

Abb. 2.1: Kostenkomponenten unterschiedlicher Perspektiven (Kristensen/Sigmund, 2007, S. 146)

Wie Sie der Grafik entnehmen können, stellt die gesellschaftliche Perspektive (oder soziale Perspektive) die umfangreichste Form der Standpunktbetrachtung dar. Dies heißt allerdings nicht, dass die Kosten aller anderen Perspektiven auch erhebungstechnisch Bestandteil der gesellschaftlichen Perspektive sind. Denn ist z. B. ein Arbeitnehmer in der Lage, statt nach drei Wochen bereits nach zwei Wochen seine Arbeit wieder aufzunehmen, so entsteht für die Gesellschaft ein indirekter Nutzen. Die Krankenkasse hingegen profitiert in diesem Falle nicht, da das Krankengeld erst nach dem 43. Tag der Arbeitsunfähigkeit bezahlt wird und somit ihr Budget nicht betroffen ist (vgl. Schöffski/Fricke, 2008, S. 82). Das Beispiel macht deutlich, dass die Wahl der Sichtweise auch einen wesentlichen Einfluss darauf nehmen kann, ob eine medizinische Intervention wirtschaftlich oder unwirtschaftlich ist. Zudem weist das Beispiel auf das **zentrale Problem der optimalen** Ressourcenallokation, der sektoralen Trennung unseres Gesundheitswesens, hin. Die sektorale Trennung hat zur Folge, dass vermutet werden kann, dass kaum Entscheidungen getroffen werden, die ausschließlich dem gesamten Gesundheitssystem Nutzen stiften (vgl. Greiner/ Schöffski, 2008, S. 170). Da die Allokation von Gesundheitsleistungen immer einen gesellschaftlichen Nutzen haben sollte, fordern nationale (z. B. Hannoveraner Konsensgruppe, vgl. Schulenburg et al., 2007, S. 285 ff.) sowie internationale **Guidelines** (z. B. „Guidelines for the economic evaluation of health technologies", vgl. CADTH, 2006) grundsätzlich, die gesellschaftliche Perspektive bei der Durchführung von gesundheitsökonomischen Evaluationen einzunehmen. Die Guidelines stehen Ihnen kostenlos im Internet zum Download zur Verfügung.

Die mögliche Wirtschaftlichkeit ist demnach auch abhängig von der Wahl der Perspektive und damit dem Ausmaß der Einbeziehung relevanter Kosten- und Nutzenkomponenten. Denn es macht einen großen Unterschied, welche einzelnen Kosten und Nutzen wir berücksichtigen können. Um welche Kosten- und Nutzenarten es sich dabei handelt und wie die unterschiedlichen Kosten- und Nutzenkomponenten berechnet werden können, werden wir im nächsten Abschnitt sehen.

> **MERKSATZ**
>
> Die **Wahl der Perspektive** bestimmt, welche **Kosten- und Nutzenkomponenten** in die gesundheitsökonomische Evaluation einbezogen werden müssen.

2.2 Identifizierung und Quantifizierung der Kosten und Nutzen

Werden ökonomische Evaluationen durchgeführt, so muss genauestens analysiert werden, welche Kosten und Nutzen in die Berechnung einbezogen werden. Wie wir im vorherigen Kapitel gesehen haben, spielt hierbei u. a. die Perspektive eine entscheidende Rolle. In diesem Kapitel werden wir uns mit der genauen Definition des Kosten- und Nutzenbegriffs auseinandersetzen.

Allgemein betrachtet stellen Kosten (Input) Ressourcenverbräuche und Nutzen (Output) die Verbesserung eines Zustandes dar. Vielfach werden Kosten als Nachteile und Nutzen als Vorteile verstanden. Folgen wir dieser Definition und unter Berücksichtigung der alternativen Mittelverwendung, so können Nutzen und Kosten als ein und dieselbe Sache verstanden werden: Denn Kosten können auch als negativer Nutzen (sprich verhinderte positive Wirkungen) und Nutzen als negative Kosten (sprich erzielte positive Wirkungen) verstanden werden (vgl. Opp, 1983, S. 42).

Wenn wir in der Gesundheitsökonomie von Kosten sprechen, sind dies in der Regel **Opportunitätskosten**. Opportunitätskosten (auch Alternativkosten) stellen keine realen Kosten dar, sondern einen entgangenen Nutzen für andere Gelegenheiten („opportunities"), die aufgrund einer falschen Entscheidung entstehen. Kosten können somit auch als Wert eines Nutzens angesehen werden, der verloren geht, um etwas anderes zu erzielen. Sie werden daher auch oft umgangssprachlich als „Kosten der Reue" oder „Kosten entgangener Gewinne" bezeichnet. Nutzen bzw. Opportunitätsnutzen als Pendant zu Opportunitätskosten stellt gegenüber entgangenen Kosten eine alternative Verwendung dar (vgl. Brümmerhoff, 2007, S. 181).

Weiterhin sollten wir differenzieren zwischen Gesamtnutzen und **Grenznutzen**. Das Wort „Grenz" steht dabei für zusätzliche Einheiten. Konsumieren Sie etwas (z. B. ein Eis), tun Sie dies, da Sie sich aus nutzentheoretischer Sicht einen Gesamtnutzen

(z. B. Genuss) versprechen. Diese Steigerung bezeichnet man Grenznutzen bzw. marginaler Nutzen. Bei der Betrachtung des Grenznutzens wird unterstellt, dass mit zusätzlicher Aktivität (z. B. Eiskonsum) der Nutzen abnimmt (vgl. Kunz, 2004, S. 50). Letztlich nimmt der marginale Nutzen sogar so weit ab, dass die **Grenzkosten** (in diesem Falle die Kosten für jedes weitere Eis) höher sind als der Nutzen. Spätestens jetzt stellt jeder vernünftige Nutzenmaximierer den Konsum ein. Wir können das „Gesetz des abnehmenden Grenznutzens" und damit die Hypothese, dass der Grenznutzen auf Dauer abnimmt, somit durchaus auch durch alltägliche Erfahrungen bestätigen (vgl. Demmler, 2000, S. 5). Grenzkosten können auch als Opportunitätskosten, also entgangener Nutzen einer nächsten (nicht gewählten) Alternative, verstanden werden (vgl. Homann/Suchanek, 2005, S. 62 f.). Ebenfalls in Bezug auf gesundheitsökonomische Evaluationen ist die Betrachtung der Grenzkosten medizinischer Interventionen (z. B. zusätzliche Kosten für jedes gewonnene Lebensjahr) – bekannt als **Marginalanalyse** – von Bedeutung, wie wir noch in Kap. 3.2.2 sehen werden.

MERKSATZ

Für die **Marginalanalyse** im Rahmen von gesundheitsökonomischen Evaluationen ist der Nettonutzen (die Differenz zwischen Nutzen und Kosten) entscheidend, der je nach Konstellation unterschiedliche Verläufe annimmt:

☺ Grenznutzen > Grenzkosten = Nettonutzen steigt

☻ Grenznutzen = Grenzkosten = Nutzenmaximierung ist erreicht

☹ Grenznutzen < Grenzkosten = Nettonutzen sinkt

2.2.1 Identifizierung: Kosten- und Nutzenklassifikationen

Allgemein betrachtet stellen Kosten den monetär bewerteten Ressourcenverbrauch dar. Nach dem Opportunitätskostenansatz versteht man unter Kosten – wie bereits dargestellt – den Wert verbrauchter Güter- oder Dienstleistungen oder den entgangenen Wert durch Krankheit und vorzeitigen Tod. Werden medizinische Interventionen miteinander verglichen, setzt dies voraus, dass alle relevanten Kosten- und Nutzenparameter zuvor definiert, gemessen, erfasst und bewertet werden müssen. Bei der Identifizierung der einzelnen Kosten- und Nutzenkomponenten, die in die jeweilige gesundheitsökonomische Evaluation – je nach Studienperspektive – einbezogen werden müssen, hilft uns die folgende Klassifikation. Unterschieden werden kann hierbei zwischen direkten und indirekten sowie tangiblen und intangiblen Kosten bzw. Nutzen.

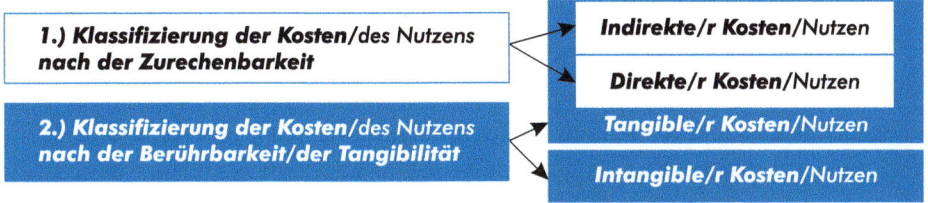

Abb. 2.2: Kostenklassifikation (Greiner, 2002, S. 162)

Klassifizierung nach der Zurechenbarkeit: direkt vs. indirekt

Als **direkte Nutzen** werden die Auswirkungen bezeichnet, die den unmittelbaren Nutznießern, sprich den Patienten zugutekommen (z. B. eine erhöhte Lebenserwartung oder die Reduktion der Krankheitsdauer). **Direkte Kosten** hingegen sind („hart messbare") unmittelbar mit der medizinischen Intervention bzw. der Ausführung der Behandlung verbundene, belegbare, finanzielle Aufwendungen.

Hinsichtlich des Zeitpunktes ist anzumerken, dass sich die direkten Kosten und Nutzen auf die Behandlung selbst, die jetzt oder später anfällt, aber auch auf notwendige Tests oder Behandlungen beziehen, die durch Nebenwirkungen und Komplikationen entstehen (vgl. Greiner, 2008, S. 53). Meist wird bei der Bewertung auf aktuelle Marktpreise zurückgegriffen. Liegen diese allerdings nicht vor, kommen als Ersatzlösung behelfsweise relevante Schattenpreise (sprich künstliche Preise z. B. in Form von pauschalierten Entgelten) zur Anwendung. Medizinische Leistungen werden im ambulanten Bereich in Anlehnung an die Gebührenordnung der Ärzte (GOÄ, einsehbar unter www.e-bis.de) berechnet, die sich aus der Multiplikation der abgerechneten Gebührenordnungsziffer mit dem jeweiligen aktuellen Punktwert ergibt. Im stationären Bereich werden – trotz pauschalierter Entgelte gemäß dem System der Diagnosis Related Groups (DRGs) – häufig noch tagesgleiche Pflegesätze zur Berechnung verwendet (vgl. Greiner, 2008, S. 53). Direkte Kosten können klassifiziert werden in:

- **Medizinische und nicht medizinische Kosten:** Medizinische Kosten stellen z. B. Kosten für die ambulante oder stationäre Versorgung sowie Kosten für Arzneimittel-, Heil- oder Hilfsmittelkosten dar, während Transportkosten oder die Kosten für die häusliche Pflege durch Angehörige in die Kategorie der nicht medizinischen Kosten fallen (vgl. Schulenberg et al., 2005, S. 106).

- **Fixe und variable Kosten:** Fixe Kosten sind Kosten, die nicht von der Produktionsmenge bzw. der Fallzahl (z. B. Anzahl durchgeführter Operationen) abhängen. Fixe Kosten, also insbesondere Kosten der Betriebsbereitschaft z. B. eines Krankenhauses (Miete, Löhne, Abschreibungen etc.), fallen auch dann noch an, wenn z. B. keine Behandlung von Patienten stattfindet. Variable Kosten sind wiederum abhängig von der Produktionsmenge (Arzneimittelkosten, Laborkosten etc.). Da sich die Gesamtkosten aus der Summe der fixen und variablen Kosten ergeben, bedingt eine Steigerung der Fallzahl, dass die fixen Kosten sinken. Hohe fixe Kosten können gerade bei geringer Kapazitätsauslastung ein Problem darstellen, daher wird oft versucht, durch entsprechende Outsourcing-Maßnahmen fixe Kosten in variable Kosten umzuwandeln, um die Gesamtkosten zu senken.

Indirekte Nutzen sind demgegenüber positive externe Effekte von Gesundheitsleistungen, die den anderen Mitgliedern der Gesellschaft entstehen (z. B. erhöhte Erwerbsfähigkeit nach Transplantation). **Indirekte Kosten** stellen („weiche unsichtbare") nicht direkt zuordenbare, übergeordnete finanzielle Aufwendungen (sogenannte „Overheads") dar. Auch diese können sich sowohl auf den medizinischen Bereich (z. B. zusätzliche medizinische Kosten bei verlängerter Lebenszeit) als auch auf den nicht medizinischen Bereich (z. B. Verringerung der gesamtwirtschaftlichen Produktivität durch Verdienstausfall) beziehen. Da Güter und Dienstleistungen aufgrund des krankheitsbedingten Ausfalls nicht mehr erzeugt werden können, werden indirekte Kosten aus volkswirtschaftlicher Perspektive auch als Produktivitäts- bzw. Ressourcenverlust bezeichnet.

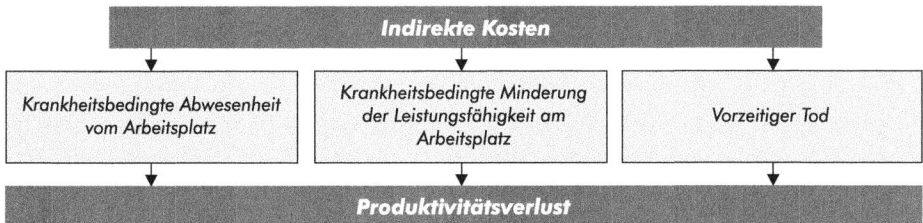

Abb. 2.3: Komponenten und Berechnung der indirekten Kosten (Schulenburg et al., 2005, S. 108; Greiner, 2008, S. 58)

Auch wenn sich die Erklärung auf die indirekten Kosten bezog, so stellen indirekte Nutzeneffekte selbstverständlich volkswirtschaftliche Produktivitätsgewinne (z. B. durch die Wiederherstellung der Arbeitskraft) dar, die in direkter Verbindung mit der jeweiligen medizinischen Intervention stehen.

HINWEIS

Exkurs „Kostenrechnung": Des Weiteren können Kosten in Einzel- und Gemeinkosten unterteilt werden, dabei gilt (vgl. Kalenberg, 2004, S. 26):

- Einzelkosten sind immer variable Kosten, da sie einem Kostenträger, einer Kostenstelle, einem Patient oder einer Periode direkt zugeordnet werden können.

- Fixe Kosten sind immer Gemeinkosten und müssen mithilfe eines Umlageverfahrens zugeordnet werden, z. B. Besprechungen oder Rüstzeiten.

- Gemeinkosten sind entweder fixe oder variable Kosten. So stellen z. B. die Gehälter der Klinikleitung fixe Gemeinkosten dar, während der Energieverbrauch oder der Verbrauch von Hygieneartikeln variable (oder auch „unechte") Gemeinkosten sind.

Klassifizierung nach der Berührbarkeit: tangibel vs. intangibel

Tangible Kosten sind quantifizierbare Ressourcenaufwände, die mithilfe von Markt- und Schattenpreisen monetär messbar sind. **Intangible Kosten** hingegen können als schwer quantifizierbare Einschränkungen (z. B. in der Lebensqualität) bezeichnet werden, die aber ebenfalls monetär messbar sind. Diese schwer erfassbaren intangiblen Effekte (z. B. verminderte Lebensqualität, Schmerzen, Verlust an Lebensfreude oder Sozialprestige, soziale Isolation, vermindertes Selbstwertgefühl oder psychische Belastungen) können sich dabei sowohl auf unmittelbar betroffene Personen (Patienten) als auch auf mittelbar betroffene (pflegende Angehörige etc.) beziehen. Oft werden intangible Kosten daher auch synonym unter dem Oberbegriff „psycho-soziale" Kosten zusammengefasst (vgl. Henke, 1993, S. 98). Sowohl die intangiblen als auch die tangiblen Kosten können sich auf die medizinische Intervention selbst als auch auf Nebenwirkungen oder Folgekomplikationen beziehen.

Intangible Nutzen sind entsprechend Nutzenparameter, die sich positiv auf die betroffenen Menschen auswirken, hierzu zählen z. B. Freude oder eine Wohlbefindlichkeitsverbesserung. So schwer intangible Effekte auch quantifizierbar und damit monetär messbar sind, haben gerade diese aus Patientensicht und aus Sicht der Leistungserbringer eine enorme Bedeutung, deren Bewertung über Lebensqualitätseffekte einbezogen werden können (vgl. Greiner, 1999, S. 30).

Die Tab. 2.1 soll Ihnen einen Gesamtüberblick über die vorgestellten Kosten- und Nutzenarten verschaffen:

Tab. 2.1:   Kosten- und Nutzenbeispiele (Schulenburg/Greiner, 2000, S. 245)

		Direkt		Indirekt
Tangibel		Kosten des ärztlichen und pflegerischen Dienstes (Personal- und Sachkosten)	**Kosten**	Verringerung der gesamtwirtschaftlichen Produktivität, Veränderung der Lebensweise
		Vermeidung von Krankheit, Erhöhung der Lebenserwartung, Reduktion der Krankheitsdauer	**Nutzen**	Vermeidung von Arbeitsunfähigkeit, Steigerung/ Wiederherstellung der Arbeitsproduktivität, Fahrtkosten- und Pflegekostenersparnis
Intangibel		Einbußen in der Lebensqualität durch Schmerzen und psychische Belastung bei der Behandlung	**Kosten**	Einbuße an Lebensqualität wegen Gefahr der Ansteckung und aufgrund der Veränderung der Lebensweise
		Erhöhung der Lebenserwartung, unmittelbare Abwendung von Tod, Verbesserung von Sicherheit/Verträglichkeit	**Nutzen**	Schaffung zusätzlicher Freizeit, Verminderung der Sorge um Angehörige

ÜBUNG 2.2

Überlegen Sie sich für das Krankheitsbild „chronischer Rückenschmerz" jeweils zwei Beispiele für direkte und indirekte Kosten.

MERKSATZ

Zwischen den genannten Kosten- und Nutzenkomponenten bestehen mitunter enge unmittelbare Zusammenhänge, die nur schwer abschätzbar sind. So kann sich die Steigerung der Lebensqualität positiv auf das Behandlungsergebnis und umgekehrt auswirken, was wiederum eine Steigerung der Arbeitsproduktivität und damit der gesamtwirtschaftlichen Produktivität zur Folge hat.

2.2.2 Quantifizierung: Ermittlung der Kosten und Nutzen

Je nachdem, um welche der im vorigen Kapitel vorgestellten Kosten- oder Nutzenarten es sich handelt, stehen uns – mehr oder weniger aufwendige – Verfahren zu deren Ermittlung zur Verfügung. Die Abb. 2.4 zeigt die unterschiedlichen Möglichkeiten der Ermittlung, auf die wir im Folgenden noch genauer eingehen werden. Hierbei wird deutlich, dass tangible Kosten und Nutzen (respektive direkte) noch relativ leicht zu erheben sind, während gerade für intangible Kosten der Erhebungs- und Ermittlungsaufwand deutlich ansteigt.

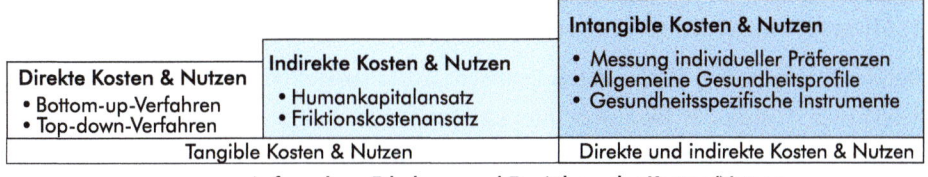

Abb. 2.4:   Verfahren zur Ermittlung von Kosten und Nutzen

Wir werden uns im folgenden Abschnitt zuerst mit der Ermittlung der direkten Kosten beschäftigen. Während bestimmte Kosten wie laufende Kosten (Personal etc.) und Kosten für Medikamente eher leicht zu ermitteln sind, fällt die Ermittlung anderer Kosten, z. B. für die Behandlungen spezifischer Erkrankungen, mitunter weitaus schwerer. Widmen wir uns der Eruierung der direkten Kosten (und Nutzen), so stehen uns zwei unterschiedliche Vorgehensweisen zur Verfügung.

Ermittlung der direkten Kosten und Nutzen

Zur Ermittlung der direkten Kosten und Nutzen werden zwei zentrale Ansätze angewendet:

- Microcosting-Methode (Bottom-up-Ansatz)
- Grosscosting-Methode (Top-down-Ansatz)

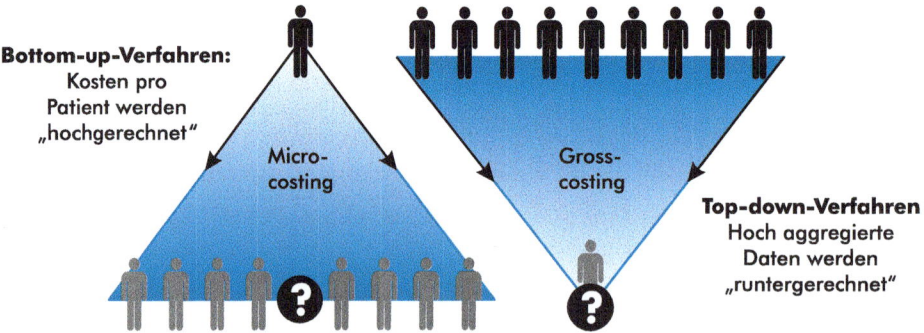

Abb. 2.5: Top-down-Verfahren vs. Bottom-up-Verfahren

1) Microcosting-Methode (Bottom-up-Ansatz)

Bei der Microcosting-Methode (zu Deutsch: „Mikrokostenberechnung") werden alle relevanten Kosten der kleinsten interessierenden Einheit (z. B. pro Patient) erfasst. Zu den einzelnen Kostenkomponenten können sowohl Einzelkosten (z. B. Kosten für Medikamente) als auch anteilige Gemeinkosten (sogenannte Overhead-Kosten, wie Verwaltungs- oder Personalkosten) zählen. Um z. B. die nationalen Gesundheitsausgaben für ein bestimmtes Krankheitsbild ermitteln zu können, werden beim Bottom-up-Ansatz – ausgehend von der kleinsten interessierenden Einheit (z. B. Daten eines durchschnittlichen Patienten) – die Krankheitskosten ermittelt und anschließend hochgerechnet. Die Kosten können sowohl mittels des tatsächlichen Kostenanfalls beim Patienten oder repräsentativer Entgelte (z. B. Tagessätze, Fallpauschalen) ermittelt werden.

PRAXISBEISPIEL 2.1

Würden die durchschnittlichen Krankheitskosten pro Patient 1.000 € bei insgesamt 50.000 Erkrankten betragen, so ergäben sich daraus volkswirtschaftliche Krankheitskosten in Höhe von 50.000 €.

Der Bottom-up-Ansatz hat den Vorteil, dass dabei genau ersichtlich ist, woraus sich der Ressourcenverbrauch zusammensetzt. Beispielsweise kann der Arztkontakt, der stationäre Krankenhausaufenthalt oder die Operation als Indikator für den Ressourcenverbrauch dienen. Auch die Gebührenordnungsziffern der EBM, GOÄ und GDRG (German Diagnosis Related Groups) können zur Quantifizierung des Ressourcenverbrauchs herangezogen werden, was aus Krankenkassenperspektive angebracht ist (vgl. Greiner, 2008, S. 60 f.). Als weiterer Vorteil ist zu nennen, dass der Schweregrad einer Krankheit bei der Kostenermittlung ebenfalls berücksichtigt werden kann. Daraus ergibt sich, dass Studien nach dem Bottom-up-Ansatz aufgrund ihrer Genauigkeit sehr kostenintensiv, zeitaufwendig und aussagekräftig sind und bei den Adressaten auf eine hohe Akzeptanz stoßen (vgl. Schöffski, 2008, S. 65).

2) Grosscosting-Methode (Top-down-Ansatz)

Die Grosscosting-Methode (zu Deutsch: „grobe" Kostenberechnung) geht den umgekehrten Weg und damit von der Summe der Kosten aller interessierenden Einheiten (z. B. Kosten für ein spezifisches Krankheitsbild) aus. Die hoch aggregierten volkswirtschaftlichen Daten werden dann auf die spezifische gesundheitsökonomische Fragestellung heruntergerechnet (vgl. Schöffski, 2008, S. 71). Diese Vorgehensweise ist kostengünstig und bietet die Möglichkeit, einen schnellen Überblick über die Kosten zu erhalten. Als nachteilig kann gesehen werden, dass die berechneten Daten aus Qualitätsgründen oft nur eine Verallgemeinerung zulassen, da die Nutzung verschiedener Datenquellen aus unterschiedlichen Jahrgängen die Validität und die

Aussagekraft einschränken (vgl. Schöffski, 2008, S. 74). Denn aggregierte Daten lassen keinen detaillierten Aufschluss über genaue Interventionskosten zu, die allerdings gerade aus der Perspektive der Leistungserbringer notwendig sind.

HINWEIS

Anmerkung zur Wahl der Methode: Sofern man eine umfassende volkswirtschaftliche Analyse des Krankheitsgeschehens beabsichtigt, ist ein Top-down-Ansatz vorzuziehen. Für die Beantwortung krankheitsspezifischer Kostenfragen ist hingegen der Bottom-up-Ansatz vorteilhafter. Der Bottom-up-Ansatz ist auch dann sinnvoll, wenn es sich um neue stationäre Interventionen handelt, für die z. B. DRGs erst noch bestimmt werden müssen. Für volkswirtschaftlich ausgerichtete Analysen ist der Bottom-up-Ansatz hingegen weniger geeignet, da die hochgerechneten Größen oft nicht mit den verfügbaren sektoralen oder nationalen Aggregaten übereinstimmen. Bei beiden Verfahren können entweder die Kosten pro Population oder pro erkrankte Person (differenziert nach Schweregrad oder Komplikation) ermittelt werden.

Ermittlung der indirekten Kosten und Nutzen

Zur Ermittlung der indirekten Kosten und Nutzen existieren zwei Verfahren:

- Humankapitalansatz
- Friktionskostenansatz

Beide Verfahren gehen von der gesellschaftlichen Perspektive aus und berücksichtigen den Produktivitätsverlust infolge von Morbidität (Arbeitsunfähigkeit, Erwerbsunfähigkeit) und Mortalität (vorzeitiger Tod). Dabei werden (je nach Ansatz) unterschiedliche „Rechenwege" angewendet, die Sie im Folgenden kennenlernen.

1) Humankapitalansatz

Der Humankapitalansatz geht von der Annahme aus, dass durch ein vorzeitiges Ausscheiden aus dem Erwerbsleben (durch Krankheit oder Tod) ein Arbeitsausfall und damit ein Produktivitätsverlust entstehen. Aus volkswirtschaftlicher Sicht sind bei diesem Ansatz Gesundheitsausgaben somit immer auch Investitionen in die Arbeitskraft bzw. das „Humankapital" von Patienten (vgl. Schulenburg/Greiner, 2000, S. 248). Die indirekten Kosten sind nach dieser Definition folglich so groß wie der Verlust an Arbeitspotenzial, der einer Volkswirtschaft durch Fernbleiben vom Arbeitsplatz entsteht (vgl. Schöffski/Uber, 2008, S. 80).

Als Indikator für den potenziellen Produktivitätsverlust wird das entgangene (hochgerechnete) Arbeitseinkommen bis zum durchschnittlichen Renteneintrittsalter bzw. statistischen Lebensende verwendet, wobei das Bruttoeinkommen (inkl. Lohnnebenkosten und Arbeitgeberbeiträge zur Sozialversicherung) zugrunde gelegt wird. Alters- und geschlechtsspezifische Lohndifferenzen sind aufgrund möglicher Verzerrungen in die Berechnung mit einzubeziehen (vgl. Amelung, 2007, S. 256).

Da eine Berechnung für jeden einzelnen berufstätigen Patienten in der Praxis schwer möglich ist, werden im allgemeinen Durchschnittswerte auf Basis amtlicher Einkommensstatistiken als Ersatz zur Ermittlung eines Annäherungswertes der indirekten Kosten verwendet (vgl. Greiner, 2008, S. 57). Handelt es sich nicht um einen Ausfall, sondern um z. B. durch vegetative Symptome (wie Kopfschmerzen, Schlafstörungen oder Schwindel) verursachte kognitive Einschränkungen am Arbeitsplatz (z. B. Konzentrationsstörungen), so werden diese mittels prozentualer Abschläge berücksichtigt (vgl. Greiner, 2006, S. 360). Die von der Hannoveraner Konsensgruppe empfohlene Formel zur Berechnung des durchschnittlichen Produktivitätsausfalls lautet:

$$\frac{\text{Durchschnittlicher}}{\text{Produktivitätsverlust}} = \text{Arbeitsunfähigkeitstage} - \frac{\text{Bruttoeinkommen aus unselbstständiger Arbeit}}{\text{Zahl abhängig Erwerbstätiger} - 365}$$

Da sich der Humankapitalansatz auf den erwerbstätigen Teil der Bevölkerung konzentriert, werden nicht erwerbstätige Personen systematisch diskriminiert. Kinder, Studenten, Arbeitslose, Rentner oder Hausfrauen sowie Bürger, die sich ehrenamtlich für das Wohl ihrer Mitbürger engagieren, bleiben bei dieser Methode unberücksichtigt (vgl. Schöffski, 2000, S. 215). Zwar kann versucht werden, Hilfsgrößen (z. B. Durchschnittsgrößen für Fremdhilfen, z. B. bei der Hausarbeit) zur Abschwächung des Mangels der Methode zu finden, allerdings bleibt der Vorwurf der systematischen Diskriminierung nicht arbeitsfähiger Menschen bestehen. Als weiterer Kritikpunkt des Humankapitalansatzes wird die Annahme der Vollbeschäftigung der erwerbsfähigen Bevölkerung gesehen (vgl. Fricke/Schöffski, 2008, S. 107).

> ### MERKSATZ
>
> Der **Humankapitalansatz** ist ein potenzialorientiertes Konzept, das auf den potenziellen Produktivitätsverlust infolge einer Erkrankung abstellt. Vorausgesetzt wird bei diesem Modell, dass Vollbeschäftigung herrscht und die Erwerbstätigkeit des Erkrankten gleich hoch gewesen wäre wie die eines Gesunden.

2) Friktionskostenansatz

Der Friktionskostenansatz wurde entwickelt, um der bereits beschriebenen unrealistischen Annahme der Vollbeschäftigung und damit der möglichen Überschätzung des Produktivitätsverlusts des Humankapitalansatzes zu begegnen (vgl. Greiner, 2006, S. 360). Denn im Gegensatz zum Humankapitalansatz berücksichtigt der Friktionskostenansatz Arbeitslosigkeit, indem indirekte Kosten nur innerhalb einer sogenannten Friktionsperiode (d. h. bis ein neuer Mitarbeiter rekrutiert und eingearbeitet wurde) berücksichtigt werden (vgl. Amelung, 2007, S. 256). Entsprechend wird angenommen, dass jeder krankheitsbedingt längerfristig freigewordene Arbeitsplatz in absehbarer Zeit prinzipiell durch eine arbeitslose Person ersetzt werden kann.

Die Abb. 2.6 soll kurz die einzelnen Bestandteile einer Friktionsperiode visualisieren.

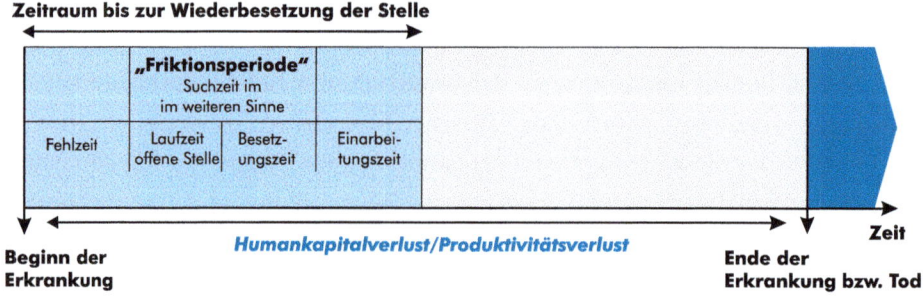

Abb. 2.6: Friktionskostenansatz (Schulenburg et al., 2005)

Die Annahme, dass ein krankheitsbedingt frei gewordener Arbeitsplatz besetzt werden kann, führt dazu, dass der (potenzielle) Produktivitätsverlust bei langer Krankheit oder frühzeitigem Tod relativ gering ausfällt. Außerdem kann davon ausgegangen werden, dass Arbeiten bei kurzfristigem Ausfall nachgeholt oder von anderen Kollegen übernommen werden. Dementsprechend beträgt der Produktivitätsverlust höchstens die durchschnittliche Dauer der Friktionsperiode, in der eine Stelle unbesetzt bleibt. Als Indikator wird die durchschnittliche Dauer aller bei den Arbeitsagenturen (sprich die durchschnittliche Vakanzzeit) gemeldeten offenen Stellen zugrunde gelegt (vgl. Greiner, 2008, S. 217). Die durchschnittliche Vakanzzeit schwankt je nach Wirtschaftslage, Arbeitslosenquote, Region, Saison, Branche und Berufsgruppe und stieg über alle Berufsgruppen hinweg (ausgenommen Helfer) im Dezember Juni 2016 im Vergleich zum Vorjahreszeitraum um 9 auf 90 Tage (vgl. Bundesagentur für Arbeit, 2016, S. 6). Folglich warten Unternehmen im Durchschnitt 3 Monate auf passende Mitarbeiter.

Anzumerken ist, dass der Friktionskostenansatz aufgrund der Annahmen zur Friktionsperiode zur Unterschätzung der Produktivitätsausfallkosten neigt. Als weiterer Kritikpunkt des Friktionskostenansatzes wird genannt, dass konjunkturelle Einflüsse mit einer hohen Schwankung bei Arbeitslosenzahlen nur schwer einzuschätzen und folglich die Kosten einer Krankheit nur sehr ungenau berechenbar sind. Auch bleibt unberücksichtigt, dass gesamtgesellschaftliche Investitionen in das Potenzial Humankapital (z. B. Ausbildungs- und Einarbeitungskosten), die bei der Humankapitalmethode erfasst werden, nicht einbezogen werden (vgl. Greiner, 2008, S. 58). Daneben ermöglicht der Humankapitalansatz, die Auswirkungen von gesundheitspolitischen und arbeitsmarktpolitischen Entscheidungen zu trennen, während der Friktionskostenansatz ein aggregiertes Ergebnis liefert.

MERKSATZ

Der **Friktionskostenansatz** ist ein empirisch fundiertes Konzept und zielt auf die Messung des tatsächlichen Produktivitätsverlustes ab. Angenommen wird, dass jede krankheitsbedingt frei gewordene Stelle innerhalb eines Zeitraumes durch einen Arbeitslosen ersetzt werden kann.

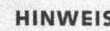

HINWEIS

Anmerkung zur Wahl der Methode: Auch wenn bei gesundheitsökonomischen Evaluationen oft der Humankapitalansatz verwendet wird, herrscht bis heute kein einheitlicher Konsens darüber, welcher der beiden Ansätze – Humankapitalansatz oder Friktionskostenansatz – indirekte Kosten besser abbildet. Nichtsdestotrotz stellt der Friktionskostenansatz eine wichtige Weiterentwicklung zur Ermittlung intangibler Kosten dar, die allerdings nur so gut ist, wie die zugrundeliegenden statistischen Daten. Hierzu sind aktuelle und differenzierte Daten notwendig, die die durchschnittliche Friktionsdauer je nach Branche und Region abbilden (vgl. Greiner, 2006, S. 361). Unabhängig vom Einsatz des Humankapitalansatzes oder des Friktionskostenansatzes kann davon ausgegangen werden, dass eine langfristige Schätzung der volkswirtschaftlichen Entwicklung (die von unvorhersehbaren Dingen wie Wirtschaftskrise, Umweltkatastrophen beeinflusst wird) weitaus weniger präzise ist als die Entwicklung der Prävalenz von chronischen Krankheiten.

Ermittlung der intangiblen Kosten und Nutzen

Zur Ermittlung der intangiblen Kosten und Nutzen stehen den Evaluatoren ebenfalls unterschiedliche Instrumente zur Verfügung:

- Zahlungs- und Akzeptanzbereitschaftsansatz
- Friktionskostenansatz

Da Sie Letzteren bereits kennengelernt haben, wird im Folgenden noch der Zahlungs- und Akzeptanzbereitschaftsansatz erläutert.

Zahlungs- und Akzeptanzbereitschaftsansatz

Beim Zahlungs- bzw. Akzeptanzbereitschaftsansatz (auch bekannt als „Willingness-to-pay-Ansatz") wird die Höhe der Kosten dadurch ermittelt, wie viel ein Individuum (z. B. Betroffene, Angehörige oder zur Gesellschaft gehörende Personen) maximal zu zahlen bereit ist, um Morbidität bzw. Mortalität abzuwenden. Die befragten Probanden geben an, welchen Geldbetrag sie, bei bestimmten hypothetischen Szenarien (Krankheitszustände etc.), maximal bereit wären zu zahlen, damit eine gewünschte Situation (gesundheitliche Verbesserung etc.) eintritt oder sich die beschriebene (Krankheits-)Situation nicht verschlechtert („contigent valuation"). Geht es nicht um die Zahlung, sondern darum, wie viel die Befragten maximal akzeptieren würden, wird von einem sogenannten Auktionsverfahren (auch bekannt als „bidding game") gesprochen (vgl. Ahrens/Güntert, 2004, S. 102).

Die Ergebnisse des Willingness-to-pay-Ansatzes sind entsprechend stark von der subjektiven Einschätzung des jeweiligen Probanden bzw. von dessen Einkommen, Alter oder Gesundheitszustand abhängig. Damit wird deutlich, dass Zahlungsfähigkeit und Zahlungsbereitschaft nicht voneinander zu trennen sind und im Laufe des Lebens stark schwanken können. Auch wird die Zahlungsbereitschaft von der Bereitschaft zur Zahlung von Krankenversicherungsbeiträgen und Zuzahlungen zu medizinischen Leistungen beeinflusst. Im Allgemeinen kann ein zunehmender Trend der Zahlungsbereitschaft für Gesundheitsleistungen – auch in Anbetracht des boomenden Beauty-, Wellness,- und Gesundheitsbereiches – beobachtet werden. Ein bedeutender Vorteil des Willingness-to-pay-Ansatzes wird (auch im Vergleich z. B. zum Humankapitalansatz) darin gesehen, dass psychosoziale Kosten (z. B. Verminderung der Lebensqualität durch Angst, Schmerz oder wirtschaftliche Abhängigkeit) gemessen werden können (vgl. Uber, 2000, S. 46).

MERKSATZ

Der **Willingness-to-pay-Ansatz** misst jenen Wert, den Individuen bereit wären oder den sie fähig sind, für den Erhalt ihrer Gesundheit oder die Verbesserung der Lebensqualität zu zahlen.

2.2.3 Exkurs: Messung der Lebensqualität

In der Gesundheitsökonomie und bei Kosten-Nutzwert-Analysen wird zudem verstärkt die **Lebensqualität** (LQ) zur Beurteilung der Effekte von präventiven, medizinischen oder auch palliativen Maßnahmen herangezogen. Darüber, was genau unter Lebensqualität zu verstehen ist, existiert allerdings keine einheitliche Definition. Internationaler Grundkonsens herrscht darüber, dass Lebensqualität sowohl die psychische und die körperliche als auch die soziale Dimension mit einschließt. Der Tab. 2.2 können Sie entnehmen, welche einzelnen Dimensionen die Lebensqualität beispielsweise einnehmen kann.

Tab. 2.2: Dimensionen der Lebensqualität (Wille, 2013, S. 338)

Dimensionen	Beispiele
Allgemeines Wohlbefinden	allgemeiner Gesundheitszustand, Wahrnehmungsvermögen, allgemeines Zufriedenheitsniveau
Physische Funktionsfähigkeit	Mobilität, Selbstpflege, Fähigkeit zur Ausübung alltäglicher Aktivitäten, Schmerz, psychische Symptome
Psychische Funktionsfähigkeit	Depression, Zorn, Hilfslosigkeit, Zukunftserwartungen
Kognitive Funktionsfähigkeit	Erinnerungsvermögen, Aufnahmefähigkeit, Urteilsvermögen
Soziale Funktionsfähigkeit	Teilnahme an sozialen Aktivitäten, sexuelle Funktionsfähigkeit, Familienbeziehungen, Freizeitaktivitäten

Für die praktische Anwendung kann die gesundheitsbezogene Lebensqualität quantitativ mittels sogenannter psychometrischer Methoden erfasst werden (vgl. Amelung, 2007, S. 259). Die Entscheidung darüber, welche Instrumente hierzu eingesetzt werden, hängt im medizinischen Bereich von der jeweiligen Patientengruppe, der Indikation und den zu erhebenden Parametern ab.

Ein vollständiger Überblick über alle existieren LQ-Instrumente würde an dieser Stelle den Rahmen sprengen, denn zwischenzeitlich wurden mehr als 800 spezifische Instrumente weltweit entwickelt (vgl. Bullinger, 1996, S. 47). So haben sich allein im Bereich der Onkologie mehr als 70 unterschiedliche Lebensqualitätsmessinstrumente herausgebildet (vgl. Schöffski, 1991, zit. n. Schöffski, 2000, S. 309). Diese enorme Vielfalt entwickelte sich, da immer wieder neue Ansätze für spezifische Anwendungsfälle (z. B. Erkrankungen) herausgearbeitet wurden. Um eine Orientierung zu schaffen, erhalten Sie im Folgenden daher einen Einblick, wie die unterschiedlichen LQ-Instrumente eingeteilt werden können und welche praxisorientierten Vor- und Nachteile damit verbunden sind.

Nach der **Aggregierbarkeit** – sprich nach der Zuordnungsmöglichkeit zu bestimmten Gruppen – wird unterschieden zwischen (vgl. Hoffmann/Schöffski, 2013, S. 254):

1. **Indexinstrumente:** Indexinstrumente erfassen unterschiedlichen Dimensionen zu einer Größe und ordnen der Lebensqualität einen Wert bzw. Index zu. Beispiele: Karnofsky-Index, EQ-5D (EuroQol und die Quality of Well-Being Scala). Der EQ-5D-Fragebogen enthält z. B. die fünf Gesundheitsdimensionen Mobilität, Körperpflege, allgemeine Tätigkeiten, Schmerz und Ängstlichkeit, die zu einem Indexwert zusammengesetzt werden (vgl. auch www.euroqol.org).

2. **Profilinstrumente:** Profilinstrumente ermitteln die Lebensqualität durch unterschiedliche Gesundheitsdimensionen in mehrdimensionalen Messwerten bzw. Profilen. Beispiele: Sickness Impact Profil (SIP), SF-36 und das Notthingham Health Profil (NHP). Der NHP ist der in Großbritannien meisteingesetzte Fragebogen zur Messung der Lebensqualität und beinhaltet 38 Fragen in den sechs Dimensionen Energie, Schmerz, emotionale Reaktion, Schlaf, soziale Isolation und psychische Mobilität.

HINWEIS

Vor- und Nachteile in der praktischen Anwendung: *Indexinstrumente* sind nicht unproblematisch, da die Komprimierung der unterschiedlichen Gesundheitsdimensionen eine zuweilen schwierige Gewichtung der Einzelwerte notwendig macht. Veränderungen bei der Messung in den Einzeldimensionen können so mitunter nicht mehr erkannt werden. Bei *Profilinstrumenten* können hingegen die unterschiedlichen Veränderungen im Bereich der Lebensqualität erkannt werden (vgl. Tecic et al., 2010, S. 89). Veränderungen einzelner Gesundheitsdimensionen sind insbesondere bei der Einführung neuer Behandlungsmöglichkeiten von großem Interesse. Bei einem Einsatz in Wirtschaftlichkeitsuntersuchungen sind Profilinstrumente hingegen schwer anwendbar, da die einzelnen Bewertungen der Gesundheitsdimensionen eine Vergleichbarkeit der Ergebnisse nur schwer möglich machen (vgl. Hoffmann/Schöffski, 2013, S. 255). Indexinstrumenten lassen auf diese Weise eine ökonomische Vergleichbarkeit zu.

Sowohl Index- als auch Profilinstrumente können generisch oder auch krankheits- bzw. indikationsspezifisch sein. Denn nach dem **Krankheitsbezug** lassen sich die Instrumente wiederum in die folgenden Gruppen unterscheiden:

- **Generische Instrumente:** Generische Instrumente ermitteln unabhängig von einer bestimmten Erkrankung Aussagen zur gesundheitsbezogenen Lebensqualität, sowohl als Bevölkerungsstudie als auch zum Vergleich verschiedener Patientenpopulationen (z. B. HIV- vs. Krebspatienten, Asthma-Patienten vs. „gesunde" Bevölkerung).

- **Krankheitsspezifische Instrumente:** Krankheitsspezifische Instrumente messen die Lebensqualität bei bestimmten Patientenpopulationen mit spezifischen Erkrankungen (z. B. HIV, chronische Schmerzen).

- **Regionsspezifische Instrumente:** Regionsspezifische Instrumente können mit krankheitsspezifischen Instrumenten verglichen werden, mit dem Unterschied, dass sie sich auf bestimmte Körperregionen konzentrieren (z. B. Kopf, Arm, Knie).

- **Indikationsspezifische Instrumente:** Indikationsspezifische Instrumente beziehen sich auf Patienten mit einer ganz spezifischen Erkrankung (z. B. Frauen mit Brustkrebs).

Der weit verbreitete SF-36 ist beispielsweise ein generisches Profilinstrument, das krankheits- und indikationsunabhängig eingesetzt werden kann und übergreifend acht Gesundheitsdimensionen (Vitalität, körperliche Funktionsfähigkeit, körperliche Schmerzen, allgemeine Gesundheitswahrnehmung, körperliche Rollenfunktion, emotionale Rollenfunktion, soziale Funktionsfähigkeit und psychisches Wohlbefinden) abfragt. Auch beim NHP, EQ-5D und SIP handelt es sich um generische LQ-Messinstrumente. Ein Beispiel für ein krankheitsspezifisches LQ-Instrumentarium ist der Heart Failure Questionnaire (MLHFQ), der die gesundheitsbezogene Lebensqualität herzinsuffizienter Patienten untersucht (vgl. Scherer et al., 2007, S. 187). Die Bandbreite ist vielfältig und kann hier nicht erschöpfend dargestellt werden, wie die folgenden Beispiele verdeutlichen. So existieren ebenfalls Fragebögen zur sozialen Unterstützung (F-SozU), Freiburger Fragebogen zu Krankheitsverarbeitung (FKV) oder die Hospital Anxiety and Depression Scale (HADS-D).

HINWEIS

Vor- und Nachteile in der praktischen Anwendung: Der große Vorteil generischer Instrumente liegt in der breiten Anwendungs- und Vergleichsmöglichkeit. Aber hier liegt auch gerade die Schwäche in der Anwendung, da krankheits-, regions- oder indikationsspezifische Unterschiede nicht ausreichend dokumentiert werden können. Aus diesem Grund werden krankheits-, regions- und indikationsspezifische Instrumentarien häufig in klinischen Studien angewendet. Der Nachteil dieser Messinstrumente ist jedoch, dass mit ihnen wiederum entsprechend wenig Probanden befragt werden können (vgl. Pieper/Neugebauer, 2014, S. 3).

Generische Instrumente (krankheitsunspezifisch)	Psychometrische Messung (Profilinstrumente)	Beispiel: NHP, SIP, SF-36	
	Präferenzbasierte Messung (Indexinstrument)	**Innerhalb vorgegebener Gruppen** Beispiel: EQ-5D, SF36D	
		Selfrating	Beispiel: Time-trade-Off, Willingness-to-Pay
Krankheitsspezifische Instrumente			Beispiel: QUALEFFO-41

Abb. 2.7:   Instrumente zur Messung der Lebensqualität (Keiner, 2005, S. 26)

Welches Messinstrument verwendet wird, hängt auch von der jeweiligen Skalenform ab, denn sie kann einen Aufschluss über die genauen Veränderungen geben (Änderungssensitivität). Daher werden bei LQ-Messungen sowohl Ordinal- als auch Kardinalskalen verwendet (vgl. Foos et al., 2010, S. 39 ff.).

1. **Ordinalskalen:** Bei Ordinalskalen werden ordnende Rangfolgen für bestimmte z. B. Gesundheitszustände abgefragt (z. B. besser – schlechter, ja – nein). LQ-Messinstrumente, die ordinalskalierte Fragen verwenden, sind beispielsweise der Karnofsky-Index, der Quality-of-Life-Index oder der NHP. Die Aussagekraft ordinalskalierter Fragen ist ungenauer, da ein Aufschluss über mögliche Veränderungen und damit z. B. positive wie negative Effekte einer Behandlung mit ihnen schwer nachweisbar sind.

2. **Kardinalskala:** Die Kardinalskala stellt die stärkste Form der Skalierbarkeit dar, denn bei dieser Skalenform werden die Abstände der einzelnen Lebensqualitätszustände abgefragt (z. B. Skala über die Schmerzwahrnehmung auf einer Skala von 1 „kein Schmerz" bis 10 „extremer Schmerz"). LQ-Messinstrumente, die kardinalskalierte Fragen verwenden, sind beispielsweise der Health-Status-Index, der Well-Being-Index oder der EQ-5D. Aufgrund ihrer höheren Genauigkeit sind Kardinalskalen insbesondere bei Wirtschaftlichkeitsuntersuchung sehr beliebt, da die Entscheidungsqualität für oder gegen eine neue Behandlung etc. erhöht wird (vgl. Hoffmann/Schöffski, 2013, S. 258). Allerdings sind kardinale Messungen meist aufwendiger und kostenintensiver. Die spezifische Aussagekraft und Glaubwürdigkeit wird aufgrund der Detailliertheit zudem nicht selten kritisch hinterfragt (vgl. Foos et al., 2010, S. 40).

Aufgrund der bereits beschriebenen Vielfalt an möglichen LQ-Messinstrumenten sollten vor ihrem Einsatz in Studien zur Hilfestellung und Eingrenzung folgende Fragen im Hinblick auf allgemeine Standards und damit wissenschaftliche Gütekriterien gestellt werden (vgl. Tab. 2.3).

Tab. 2.3: Wissenschaftliche Gütekriterien von LQ-Instrumenten (Tecic et al., 2010, zit. n. Pieper/ Neugebauer, 2014, S. 5)

Objektivität	Liefert der Fragebogen die gleichen Ergebnisse unabhängig von der durchgeführten Person?
Reliablität	Misst der Fragebogen genau?
Validität	Misst der Fragenbogen, was er messen soll?
Änderungssensivität	Kann der Fragebogen Änderungen im Zustand des Patienten erfassen?
Interpretierbarkeit	Sind die Ergebnisse interpretierbar?
Zumutbarkeit	Kann der Fragebogen dem Patienten zugemutet werden?
Praktikabilität	Ist der Fragebogen praktikabel hinsichtlich seiner Anwendung?

Die Messung der Lebensqualität selbst kann dabei auf unterschiedliche Weise erfolgen, z. B. durch Selbst- oder Fremdeinschätzung von Angehörigen oder Familienmitgliedern. Eine Fremdeinschätzung der Lebensqualität kommt dann zur Anwendung, wenn die Betroffenen aufgrund einer körperlichen oder psychischen Einschränkungen nicht in der Lage sind, ihre Lebensqualität eigenständig zu beurteilen (vgl. Schöffski, 2008, S. 325).

Um die Lebensqualität bei Nutzwertverfahren einsetzen zu können, müssen auf direktem oder indirektem Wege Präferenzen im Hinblick auf entsprechende Gesundheitszustände erhoben werden. Die häufigsten entscheidungstheoretischen Verfahren, die hier Anwendung finden, sind u. a. das Rating-Scale-Verfahren (RS), das Standard-Gamble-Verfahren (SG) und das Time-Trade-off-Verfahren (TTO) (vgl. Greiner/Klose, 2014, S. 122):

1. **Rating-Scale-Verfahren:** Das Rating-Scale-Verfahren, beispielsweise die visuellen Analogskala (VAS), gleicht einem Thermometer, auf dem der Proband seinen Gesundheitszustand bewerten muss (vgl. Abb. 2.8). Dabei sind die Endpunkte „schlechtester denkbarer Gesundheitszustand" und „bester denkbarer Gesundheitszustand" als Auswahl vorgegeben. Rating-Skalen sind die methodisch einfachsten Methoden, sie sind für Probanden gut verständlich und wenig erklärungsbedürftig (vgl. Brügger, 2013, S. 46).

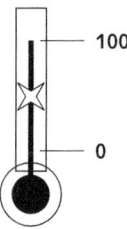

Abb. 2.8: Rating-Scale-Verfahren (Schulenburg/Greiner, 2007, S. 248)

2. **Standard-Gamble-Verfahren (auch Standard-Lotterie-Verfahren):** Beim Standard-Gamble-Verfahren müssen sich die Probanden eine hypothetische Entscheidungssituation vorstellen (vgl. Abb. 2.9). Dabei geht es um die Entscheidung zwischen der Verharrung in einem bestimmten Krankheitszustand und einem medizinischen Eingriff. Der medizinische Eingriff kann sowohl zum Tod als auch zu einer vollständigen Genesung führen. Derartige Befragungen sind mehrstufig

angelegt, dabei werden unterschiedliche Risikowahrscheinlichkeiten des medizinischen Eingriffs für eine 100%ige Genesung (z. B. 50%ige Risikowahrscheinlichkeit für einen Tod oder eine Querschnittslähmung) vorgegeben (vgl. Fleißa/Greiner, 2013, S. 199).

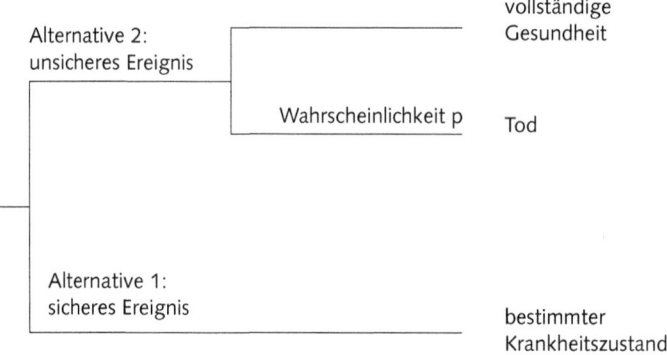

Abb. 2.9: Standard-Gamble-Methode (Schulenburg/Greiner, 2007, S. 248)

3. **Time-Trade-off-Verfahren (auch Zeitausgleichsverfahren):** Beim Time-Trade-off werden den Probanden ebenfalls zwei Alternativen vor Augen geführt (vgl. Abb. 2.10). Dabei muss sich der Proband zwischen einer Krankheit (h) mit einer Lebensrestdauer (t) und der vollständigen Genesung (l) mit einer Restlebensdauer (x) entscheiden, wobei x immer kleiner als t ist. Durch die mehrfachstufige Abfrage, ob der Proband bereit ist, auf ein, zwei, drei etc. Lebensjahre zu verzichten, wird indirekt die Frage beantwortet: „Wie viele Lebensjahre sind Sie bereit zu opfern, wenn Sie dafür die perfekte Gesundheit haben bzw. diese Krankheit nicht haben?" (vgl. Schulenburg/Greiner, 2007, S. 199)

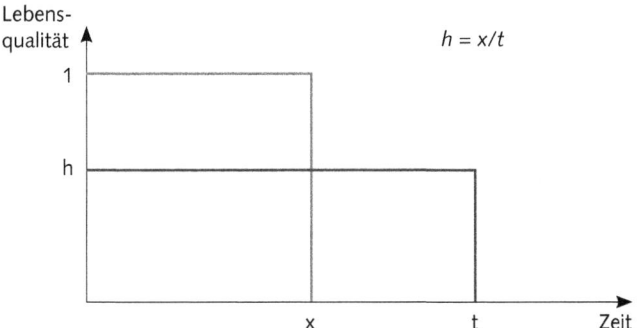

Abb. 2.10: Time-Trade-off-Verfahren (Schulenburg/Greiner, 2007, S. 248)

Sowohl die Standard-Gamble- als auch die Time-Trade-off-Methode können negative Emotionen und damit Irritationen bei den Befragten auslösen und sind mitunter schwerer verständlich als die Rating-Skalen. Allerdings existieren bereits eine Vielzahl an visuellen Hilfsmitteln, um die einzelnen Methoden einfach darzustellen (vgl. Brügger, 2013, S. 46). Kritisch diskutiert wird zudem das hohe Abstraktionsvermögen, das die Probanden mitbringen müssen, sowie der unnatürliche Auswahlprozess zwischen Tod und vollständiger Gesundheit (vgl. Schöffski, 2008, S. 308). Oft ziehen Gesundheitsökonomen trotz der Einfachheit die Standard-Gamble- oder Time-Trade-off-Methode vor, da beide Methoden eine aktive Auswahl der Probanden erfordern und Rating-Skalen lediglich Rangordnungen zulassen (vgl. Brügger, 2013, S. 46).

HINWEIS

Einen umfassenden Überblick über alle derzeit existierenden Messinstrumente der gesundheitsbezogenen Lebensqualität können Sie auf der Internetseite www.proqolid.org (Patient-Reported Outcome and Quality of Life Instruments Database) des MAPI-Research-Institute einsehen.

Eine Übersicht über LQ-Messinstrumente (Fragebögen, ihre Anwendungsgebiete sowie Eigenschaften) in deutscher Sprache vom Institut für Qualitätssicherung in Prävention und Rehabilitation der Deutschen Sporthochschule Köln finden Sie unter http://www.assessment-info.de/assessment/seiten/datenbank/gesamtliste/gesamtliste-de.asp (25.08.2016). Diese Liste beschränkt sich nicht nur auf LQ-Messinstrumente.

Um grundsätzlich – unabhängig von einer Lebensqualitätsmessung – die Kosten- und Nutzeneffekte erfassen zu können, werden je nach Studienform und medizinischer Indikation geeignete Parameter definiert, erfasst, bewertet und gemessen. Bei der Quantifizierung der Kosten- und Nutzeneffekte wird auf unterschiedliche Datenquellen zurückgegriffen, die wir im folgenden Kapitel genauer betrachten werden.

2.3 Quantifizierungsgrundlage: Datenquellen

Die Aussagekraft von gesundheitsökonomischen Evaluationen hängt stark von der Datenlage des jeweiligen Forschungsbereichs ab. Grundsätzlich kann bei der Durchführung einer gesundheitsökonomischen Evaluation auf eine Vielzahl primär oder sekundär erhobener Daten zurückgegriffen werden. Während die Identifikation und Bewertung von vorhandenen Daten klassisch „**Desk Research**" (Sekundärforschung: retrospektiver Ansatz) genannt wird, liegt „**Field Research**" (Primärforschung: prospektiver Ansatz) vor, wenn Datenmaterial mithilfe von primären Datenquellen eigens für den jeweiligen Zweck selbst erhoben wurde.

■ Primärdaten stammen häufig aus klinischen Studien oder Patientenakten im niedergelassenen Bereich oder Krankenhaus. Ein Vorteil der Primärdatenerhebung ist, dass solche Daten entsprechend hochaktuell sind, die Datenqualität prüfbar ist und die Daten eine hohe Kongruenz zur jeweiligen Fragestellung aufweisen.

■ Sekundärdaten (auch Routinedaten) sind bereits vorhandene Daten, z. B. aus amtlichen oder administrativen Statistiken (vgl. Schöffski, 2008, S. 198). Dabei handelt es sich beispielsweise um Krankenkassen- und Apothekendaten sowie Daten aus Patientenakten, bereits publizierten klinischen Studien, epidemiologischen Erhebungen (Registern), Meta-Analysen und Anwendungsbeobachtungen (vgl. Greiner, 2008, S. 50). Sie sind schneller und kostengünstiger zu beschaffen als Primärdaten, allerdings nicht auf die jeweilige Forschungsfrage ausgerichtet.

■ In der medizinischen Literatur erfolgt zudem häufig eine Differenzierung nach Primär- und Sekundärliteratur: Während unter Sekundärliteratur alle Übersichtsarbeiten (Meta-Analysen, HTA-Berichte etc.) fallen, werden unter der Kategorie Primärliteratur alle Einzelarbeiten (randomisierte kontrollierte Studien, kontrollierte klinische Studien, Kohorten-Studien, Fall-Kontroll-Studien sowie Surveys und Register) subsumiert (vgl. Droste, 2008, S. 100 f.).

Wichtige Informationen über die Entwicklung u. a. chronischer Erkrankungen liefert die Gesundheitsberichterstattung (GBE) (vgl. Bardehle/Annuß, 2012, S. 404). Die in der GBE verwendeten Datenquellen befassen sich mit den Häufigkeiten von Erkrankungen und Todesursachen (sprich deskriptive Epidemiologie). Oft handelt es sich um aggregierte Daten, die routinemäßig in Sammelstatistiken erhoben werden. Aspekte, die bei der GBE betrachtet werden, können sich auf gesundheitliche Risikofaktoren, Risikoverhalten, Krankheiten, Gesundheitsstörungen, die Inanspruchnahme des Gesundheitssystems oder auf die Gesundheitskosten beziehen. Die GBE speist sich dabei aus amtlichen Statistiken, Statistiken unterschiedlicher Akteure des Gesundheitswesens sowie Surveys.

Wichtigste **amtliche Statistiken** des Bundes und der Länder sind z. B. Bevölkerungsstatistik, Mikrozensus, Pflegestatistik, Krankenhausstatistik, Pflegestatistik, Todesstatistik sowie Statistik meldepflichtiger Erkrankungen, Schwangerschaftsabbrüche, Berufskrankheiten, Geburten und Sterbefälle.

Health-Technology-Assessment-Berichte (kurz HTA-Berichte), die neben der Wirksamkeit und Wirtschaftlichkeit auch soziale, rechtliche und ethische Aspekte in ihre Bewertungen mit einschließen, werden hierzulande insbesondere vom Deutschen Institut für Medizinische Dokumentation (kurz DIMDI) aus der Basis gesetzlicher Aufträge u. a. des Bundesministeriums für Gesundheit durchgeführt. Mit Stand August 2016 wurden bereits 132 HTA-Berichte erstellt und sind über www.dimdi.de zu vielfältigen Themen (Prävention, Wirksamkeit von Diäten, Rehabilitation, Therapie des Burnout-Syndroms, Medikamentöse Behandlung der ADHS etc.) für Interessierte einsehbar.

Hinsichtlich der regionalen Perspektive existieren Gesundheitsberichterstattungen sowohl auf internationaler Ebene (z. B. der OECD, WHO oder Europäischen Kommission) als auch auf nationaler Ebene (GBE des Bundes, Robert Koch-Institut sowie einzelne Bundesländer). Wichtige **nationale Surveys** werden u. a. vom Robert Koch-Institut durchgeführt, z. B. der Bundesgesundheitssurvey bzw. der **D**eutsche

Erwachsenen-Gesundheits-Survey (DEGS), die telefonische **Ki**nder- und Jugendli-chen-**G**esundheitsstudie (KiGGS) oder der **D**eutscher **A**lterssurvey (DEAS).

Wichtige **internationale Surveys** sind beispielsweise der International Health Policy Survey, der Global Drug Survey, Health Behaviour in School-aged Children und National Health Interview Survey. Eine spezifische Datenselektion kann mithilfe des Informationssystems für die Gesundheitsberichterstattung vorgenommen wer-den. Das Informations- und Dokumentationszentrum (IDG), eine Serviceeinrichtung des Statistischen Bundesamts, hat hierzu im Internet das Informationssystem IS-GBE eingerichtet (www.gbe-bund.de), in dem individuelle Selektierungen vorgenommen werden können.

HINWEIS

Einen sehr umfangreichen Überblick über unterschiedliche Datenquellen hierzulande (z. B. Daten der Sozialversicherungsträger, der privaten Kranken-versicherung, den Kassenärztlichen Vereinigungen, den amtlichen Statistiken, Register) sowie Informationen zum Zugang, Aktualität sowie der Nutzungs-möglichkeit und Limitation der Daten entnehmen Sie dem „Datengutachten für das Deutsche Institut für Medizinische Dokumentation" (DIMDI) (vgl. Schubert et al., 2014) unter www.dimdi.de (→ Versorgungsdaten → Wissens-wertes → Datengutachten).

ÜBUNG 2.3

Recherchieren Sie öffentlich zugängliche Datenquellen und differenzie-ren Sie Ihre Suche nach nationalen und internationalen Quellen.

Grundsätzlich ist anzumerken, dass bei der Verwendung von Datenquellen keinerlei Grenzen gesetzt sind, allerdings sollte darauf geachtet werden, dass die unterschied-lichen klinischen, ökonomischen oder epidemiologischen Daten nicht immer gleich gut für gesundheitsökonomische Evaluationen geeignet sind. Wenn Sie daher Daten für eine gesundheitsökonomische Evaluation auswählen, so sollten Sie folgende Fra-gen hinsichtlich der Eignung und der Qualität kritisch reflektieren:

1. Genügen die Daten wissenschaftlichen Kriterien? Liegen ausreichend Informationen darüber vor, woher die Daten kommen und wie sie erhoben wurden?

2. Sind die Daten überhaupt für die im Rahmen der jeweiligen Forschungsfrage relevante Thematik angemessen bzw. angebracht?

Treffen Sie – nach eindringlicher Prüfung der genannten Fragen – eine Wahl zugunsten der einen oder anderen Datenquelle, so ist in der Folge die Auswahl und Eignung der Datenquelle zu begründen. Geht es um die Qualität von epidemiologischen Studien, so wurden gemäß dem Konzept der evidenzbasierten Medizin (EbM) sogenannte Evidenzhierarchien bzw. „Levels of Evidence" erstellt, die eine Orientierungshilfe anhand des Evidenzgrads erlauben. Die erarbeiteten Kriterien ermöglichen eine leichtere Erkennung von Verzerrungen in Studien (bias), zudem ist eine Beurteilung von möglichen Störfaktoren auf Studienergebnisse möglich (vgl. Amelung, 2007, S. 267). Diese Evidenzhierarchie hat sich in der medizinischen Forschung bei der Beurteilung der Qualität etabliert:

	Level	Beschreibung
Stärkste Evidenz	1	Überzeugende Evidenz auf der Grundlage mindestens einer **systematischen Übersicht** (z. B. Meta-Analyse, systematische Übersichtsarbeit) zu mehreren sorgfältig geplanten und durchgeführten **randomisierten kontrollierten Studien (RCTs)**
	2	Überzeugende Evidenz auf der Grundlage mindestens einer richtig angelegten randomisierten kontrollierten Studie (RCT) mit ausreichendem Sampleumfang
	3	Evidenz auf der Grundlage einer gut **angelegten Studie ohne Randomisierung**, eines Vorher-Nachher-Vergleichs, einer Kohorten-Studie, Verlaufsstudie oder einer Fall-Kontroll-Studie mit Matching-Ansatz
	4	Evidenz auf der Grundlage einer **gut angelegten nicht-experimentellen Studie**, an der mehr als ein Studienzentrum oder eine Forschungsgruppe beteiligt war
Schwächste Evidenz	5	**Meinungen von anerkannten Experten**, geäußert auf der Basis klinischer Erfahrungen, deskriptiver Studien oder Berichte von Sachverständigenkommissionen

Abb. 2.11: Evidenzhierarchie nach Gray (Altenhofen, 2003, S. 124)

Wie die Hierarchie verdeutlicht, weisen **Meta-Analysen** den höchsten Evidenzlevel auf. Bei einer Meta-Analyse handelt es sich um eine systematische Methode, bei der die Ergebnisse mehrerer Einzelstudien zusammengefasst werden. Obgleich die Ergebnisse solcher Analysen äußerst wertvoll sind, muss berücksichtigt werden, dass auch diese Ergebnisse verfälscht sein können. Die Ursache liegt daran, dass tendenziell eher Studien publiziert werden, die ein positives Ergebnis aufweisen, als solche, die zu negativen Ergebnissen kommen. Entsprechend sollten die Ein- und Ausschlusskriterien von Meta-Analysen kritisch gesichtet werden (vgl. Amelung, 2007, S. 266).

Gut gemachte **randomisierte kontrollierte Studien** (kurz RCTs für „randomised controlled trial") gelten als wissenschaftlicher und methodischer „Goldstandard" für die Qualität von medizinischen Evaluationen (vgl. Amelung, 2007, S. 267). Hierbei wird die klinische Wirksamkeit ermittelt, indem ein Vergleich zwischen einer Interventionsgruppe mit einer Kontrollgruppe stattfindet. „Kontrolliert" sind die Studien, da die Interventionsgruppe über die experimentellen Bedingungen informiert wird, die Teilnehmer der Kontrollgruppe hingegen nicht eingeweiht werden. Die Festlegung der Gruppen erfolgt dabei per Zufallsverfahren („randomisiert").

Auch bei den Fall-Kontroll-Studien (= retrospektive Studien) erfolgt eine Aufteilung in zwei Gruppen, z. B. Erkrankte (Fälle) und Nicht-Erkrankte (Kontrolle), die allerdings im Nachhinein (retrospektiv) nach Unterschieden hinsichtlich der (z. B. gesundheitsschädlichen) Exposition (z. B. Einfluss von Handystrahlung und Hirntumorinzidenzen) untersucht werden. Die Zuordnung der beiden Gruppen erfolgt dabei allerdings nicht nach dem Zufallsprinzip, sondern in der Regel durch Matching, wobei ein Fall ein oder mehreren Kontrollen mit gleichen Merkmalen (z. B. Geschlecht oder Alter) zugeordnet wird.

Kohorten-Studien (auch bekannt als prospektive Follow-up-Studien) stellen eine Sonderform der Längsschnittuntersuchungen dar, bei der lediglich eine vorab definierte Gruppe (Kohorte) über einen bestimmten Zeitraum (meist prospektiv) beobachtet wird. Während bei **experimentellen Studien** die unabhängige Variable manipuliert wird, ist dies bei nicht experimentellen Studien nicht der Fall, denn nicht experimentelle Studien versuchen die Beziehungen oder Unterschiede zwischen den Variablen zu ermitteln (vgl. LoBiondo-Wood/Haber, 2005, S. 349). Auch die Meinungen von anerkannten Experten (z. B. Sachverständigenrat der Konzertierten Aktion im Gesundheitswesen) werden häufig in gesundheitsökonomische Studien einbezogen, allerdings werden diese in der Evidenzhierarchie niedrig eingestuft.

Geht es um die Beurteilung der Fragestellung unterschiedlicher Studientypen sind sechs Kriterien (Angemessenheit, Akzeptanz, Sicherheit, Qualität, Wirksamkeit und Kostenwirksamkeit) entscheidend. Gray hat in diesem Zusammenhang eine Übersicht entwickelt, nach der die Aussagekraft der einzelnen Studientypen bewertet werden kann (vgl. Altenhofen, 2000, S. 130), die Sie Tab. 2.4 entnehmen können.

Tab. 2.4: Eignung von Studientypen für die Bewertung medizinischer Interventionen (Altenhofen, 2003, S. 130)

	Surveys	Fall-Kontroll-Studie	Kohorten-Studie	RCT	Systematische Reviews
Angemessenheit	✓				✓✓✓
Akzeptanz	✓			✓✓	✓✓✓
Sicherheit	✓			✓✓	✓✓✓
Qualität	✓	✓	✓		✓✓✓
Wirksamkeit				✓✓	✓✓✓
Kosten-Wirksamkeit				✓✓	✓✓✓

Bei allen verwendeten Daten sollten Sie prinzipiell immer prüfen, wie und von wem die Daten erhoben wurden (Durchführungsqualität), um mögliche Verzerrungen zu vermeiden. Welche Daten für die gesundheitsökonomische Evaluation herangezogen werden, hängt vom Gegenstand, der jeweiliges eingesetzten gesundheitsökonomischen Methode, der eingenommenen Perspektive und dem Zeithorizont ab (vgl. Chernyak et al., 2011, S. 311).

Zusammenfassung

Im Rahmen gesundheitsökonomischer Evaluationen werden eingesetzte Ressourcen-Outcomes (z. B. Auswirkungen auf Gesundheitsstatus und Lebenserwartung) einer bzw. mehreren medizinischen Interventionen gegenübergestellt.

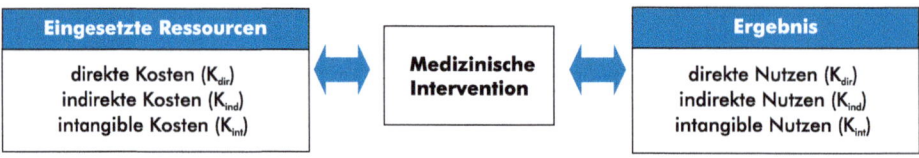

Abb. 2.12: Übersicht Kosten – Nutzen

Je nach Wahl der Studienperspektiven (Patient, GKV, Gesellschaft etc.) werden automatisch – zumindest in Teilbereichen – die Zielsetzung und die einzubeziehenden Nutzen- und Kosteneffekte festgelegt. So müssen z. B. bei der gesellschaftlichen Perspektive sämtliche Kosten und Nutzen einbezogen werden, egal bei welchem Akteur sie anfallen. Die exakte Ermittlung der (direkten, indirekten und intangiblen) Kosten- und Nutzeneffekte stellt das Fundament jeder gesundheitsökonomischen Evaluation dar. Hierzu sind geeigneten Datenquellen notwendig, die auf ihre Evidenz zu prüfen sind. Die Ermittlung der Kosten und Nutzen erfolgt dabei in der Regel in drei Schritten:

- **Identifizierung,**
- **Quantifizierung** und
- **monetäre Bewertung**

der Kosten und Nutzen (vgl. König, 2009, S. 129). Hieraus wird deutlich, dass die gesundheitsökonomische Evaluation immer nur so gut sein kann wie die Datenquellen, die ihr zugrunde gelegt werden.

Aufgaben zur Selbstüberprüfung

Aufgabe 2.1

Aus welchen unterschiedlichen Perspektiven können gesundheitsökonomische Evaluationen betrachtet werden und welche Kosten und Nutzen sind einzubeziehen?

Aufgabe 2.2

Was wird im Kontext von gesundheitsökonomischen Evaluationen unter Kosten und Nutzen verstanden?

3 Methoden gesundheitsökonomischer Evaluationen

In diesem Kapitel lernen Sie die Grundtypen der gesundheitsökonomischen Evaluation kennen. Sie gewinnen Kenntnis über die einzelnen Methoden, Anwendungsgebiete und jeweiligen Vor- und Nachteile dieser, sodass Sie in der Lage sind, die Methoden voneinander zu unterscheiden und künftig gesundheitsökonomische Evaluationen besser zu interpretieren.

„Gesundheitsökonomische Evaluation" ist, wie Sie bereits verstanden haben, ein Sammelbegriff. Da sich hinter ihm unterschiedlichste Methoden der Wirtschaftlichkeitsbetrachtung zur ökonomischen Bewertung medizinischer Interventionen verbergen, werden wir uns die einzelnen Methoden in den nächsten Unterkapiteln genauer anschauen. So unterschiedlich allerdings die einzelnen Methoden der gesundheitlichen Evaluationen auch sind, eines haben sie alle gemeinsam:

> **MERKSATZ**
>
> Für alle gesundheitsökonomischen Evaluationsformen ist charakteristisch, dass eine Beurteilung der Kosten (und des Nutzens) mit dem Ziel erfolgt, eine Hilfestellung für Entscheidungen z. B. bezüglich der Entwicklung, Implementierung und Nutzung von medizinischen Maßnahmen und Technologien zu erlangen.

Der Einfachheit halber werden wir in den folgenden Kapiteln den Begriff „medizinische Intervention" verwenden, wenn es um die Auswahl von Alternativen geht. Das **Spektrum von medizinischen Interventionen**, die Gegenstand gesundheitsökonomischer Evaluationen sein können, ist indes sehr vielfältig und kann sich auf die folgenden Maßnahmen beziehen (vgl. Hajen et al., 2004, S. 223):

- medizinische Verfahren zur Behandlung von bestimmten Erkrankungen (Bypass-Operationen, minimalinvasive chirurgische Eingriffe, Herztransplantationen, Rehabilitationsprogramme etc.)

- Medikamente, medizinisch-technische Diagnose- und Therapiegeräte und sonstige Medizinprodukte (z. B. Medikamente zur Senkung der Cholesterin-/Blutdruckwerte, Computertomografen, Herzschrittmacher)

- medizinische Versorgung in alternativen Organisationen (z. B. die ambulante und stationäre Versorgung von Dialyse- oder Schlaganfallpatienten, Medizinische Versorgungszentren (MVZ), Integrierte Versorgungszentren (IV))

- neue Anreiz- und Steuerungsinstrumente in der Gesundheitsversorgung (Bonusprogramme, Disease-Management-Programme, Case Management, unterschiedliche Wahltarife wie der Selbstbehalt-Tarif oder Nichtinanspruchnahme-Tarif, Leitlinien, Qualitätsmanagementkonzepte etc.)

- neue Informationstechnologien im Gesundheitswesen (Telematik, elektronische Gesundheitskarte etc.)

- Programme zur Prävention und Früherkennung von Krankheiten (Impfprogramme, Screenings, Schulungsprogramme, Online-Präventionskurse etc.)

- sonstige Bereiche, wie Selbsthilfegruppen bzw. -einrichtungen, die staatlich unterstützt werden

Im Bereich der Prävention und Gesundheitsförderung ist anzumerken, dass zunehmend Interventionen zum Tragen kommen, die web-basiert und app-basiert von unterschiedlichsten Anbietern (z. B. GKV, Pharmaunternehmen) initiiert werden. Für solche Interventionen existieren bisher – aufgrund des Neuigkeitswertes – weder Langzeitstudien noch gesundheitsökonomische Evaluationen.

Setzen wir uns mit gesundheitsökonomischen Evaluationen auseinander, müssen wir uns nicht nur mit den einzelnen Methoden, sondern zwangsläufig mit den einzelnen Elementen, die uns zur Verfügung stehen, beschäftigen. Die Abb. 3.1 zeigt grob den Ablauf bzw. die Zusammenhänge und einzelnen Elemente gesundheitsökonomischer Evaluationen.

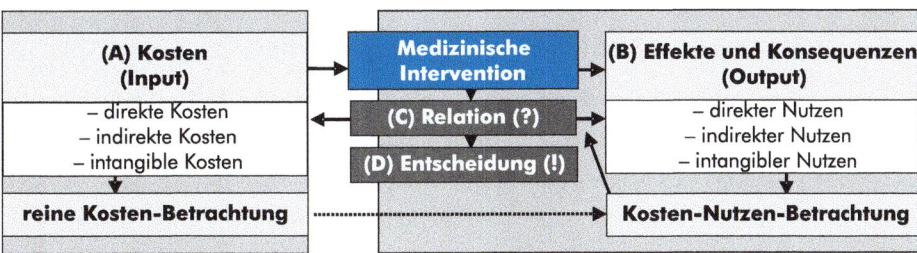

Abb. 3.1:   Ablauf und Elemente gesundheitsökonomischer Evaluationen (Hajen et al., 2004, S. 224)

Zunächst werden die Kosten (Input) (A) ermittelt, diese erzeugen bestimmte Effekte (Output) (B), die wiederum mithilfe unterschiedlicher Evaluationsmethoden gemessen werden. Diese werden anschließend (je nach Methode) in Relation zu den Kosten (C) gesetzt, um auf dieser Basis einen Vergleich und damit eine Entscheidungshilfe (D) für die eine oder andere Alternative zu erhalten. Die unterschiedlichen Formen der Kosten und des Nutzen haben Sie bereits im Kap. 2 kennengelernt. Nun geht es darum, zu entscheiden, welche Methoden wir je nach Erkenntnisinteresse und Datengrundlage anwenden können und welche Grenzen bei der Anwendung der jeweiligen Methode möglicherweise auftreten.

Gesundheitsökonomische Evaluationen können in nicht vergleichende und vergleichende Wirtschaftlichkeitsbetrachtungen (❶) klassifiziert und danach unterteilt werden, ob sie ausschließlich die anfallenden Kosten oder auch den Nutzen (❷) betrachten (vgl. Abb. 3.2). Auf die einzelnen Verfahren inkl. der jeweiligen Vor- und Nachteile werden wir in den nächsten Kapiteln genauer eingehen.

Methoden gesundheitsökonomischer Evaluation		
	reine Kosten-Betrachtung ❷	Kosten-Nutzen-Betrachtung
Nicht vergleichende Methoden (Partial-Evaluation) *Kapitel 3.1*	Kosten-Analyse Krankheitskosten-Analyse	
❶ **Vergleichende Methoden** (Full-Economic-Evaluation) *Kapitel 3.2*	Kosten-Kosten-Analyse	Kosten-Nutzen-Analyse Kosten-Effektivitäts-Analyse Kosten-Nutzwert-Analyse

Abb. 3.2:   Formen gesundheitsökonomischer Evaluationen (Drummond et al., 2005, S. 11)

3.1 Nicht vergleichende (isolierte) Methoden

Zwar sind zur Optimierung der Ressourcenallokation vergleichende Studien unerlässlich, dennoch haben auch nicht vergleichende Studien (Partial-Evaluationen), je nach Fragestellung, durchaus ihre Daseinsberechtigung – wie wir in den nächsten Kapiteln sehen werden. Zu den nicht vergleichenden Methoden gehören die Kosten-Analyse und die Krankheitskosten-Analyse.

3.1.1 Kostenanalyse

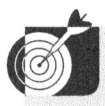

KERNFRAGE

„Wie teuer ist die medizinische Intervention XY?"

Die Kostenanalyse (auch „cost-analysis") stellt das einfachste Verfahren der gesundheitsökonomischen Evaluationen dar. Mit ihrer Hilfe werden alle verbundenen (direkten wie indirekten) Kosten (Input), die z. B. bei einer medizinischen Maßnahme anfallen, ermittelt.

MERKSATZ

Summe monetärer Kosten (einer medizinischen Intervention)

Berechnung: K_{dir} oder $K_{dir} + K_{ind}$

Nutzenaspekte (z. B. ein erzielter Gesundheitszustand des Patienten) werden, da es sich ja um eine nicht vergleichende Analyseform handelt, nicht berücksichtigt.

Beziehen können sich Kostenstudien sowohl auf die Behandlung, eine Diagnose, eine Prozedur, eine Organisation als auch auf ein bestimmtes Krankheitsbild. Der letztgenannte Untersuchungsgegenstand stellt einen Spezialfall der Kostenanalyse dar (die Krankheitskostenanalyse), mit der wir uns im nächsten Kapitel näher beschäftigen werden.

Da ein Vergleich mit einer Alternative bei der Kostenanalyse nicht stattfindet und lediglich die reine Kostenseite betrachtet wird, handelt es sich streng genommen nicht um eine gesundheitsökonomische Evaluation. Denn der eingeschränkte Blick auf die finanziellen Aufwendungen lässt zwar eine Gegenüberstellung z. B. mehrerer Maßnahmen zu, indes kann auf dieser Basis weder ein fundierter Vergleich noch eine seriöse Entscheidung für oder gegen eine bestimmte Intervention stattfinden.

Welche Bedingungen wiederum notwendig sind, um auf Basis einer Kostengegenüberstellung unterschiedlicher Maßnahmen doch eine Entscheidungshilfe zu erhalten, darauf werden wir im Zuge der Vorstellung der Kosten-Minimierungs-Analyse im Kap. 3.2.1 noch eingehen.

Es kann festgehalten werden, dass die Kostenanalyse oft die Basis für weitere Analysen darstellt. Sie kann daher auch als eine Art Grundform für spezielle oder weitere Analyseformen angesehen werden.

MERKSATZ

Die **Kostenanalyse** berücksichtigt ausschließlich die Kosten einer bestimmten Maßnahme. Es findet kein Vergleich zu einer alternativen Maßnahme statt. Sie stellt damit die einfachste Form der gesundheitsökonomischen Evaluation dar.

3.1.2 Krankheitskostenanalyse

KERNFRAGE

„Wie viele Kosten verursacht die Krankheit XY (bzw. eine oder mehrere bestimmte/unterschiedliche Populationsgruppe/n)?"

Die Krankheitskostenanalyse (auch bekannt als „cost-of-illness-study = COI", „cost-of-disease-study" oder „burden-of-illness-study") stellt eine Spezialform der Kostenanalyse dar. Die Krankheitskostenanalyse erfasst somit ebenfalls ausschließlich alle anfallenden (direkten und indirekten) Kosten, jedoch in der Regel eines bestimmten Krankheitsbildes.

MERKSATZ

Summe monetärer Kosten (eines Krankheitsbildes)

Berechnung: K_{dir} oder $K_{dir} + K_{ind}$

Anzumerken ist, dass sich Krankheitskostenanalysen – wie der Name vermuten lässt – nicht nur auf bestimmte Krankheitsbilder beschränken, sondern auch auf weitere Dimensionen beziehen können: So können sich Krankheitskostenanalysen auch auf das Geschlecht, eine bestimmte Altersgruppe oder Population (in Kombination) konzentrieren. In diesem Fall nehmen sie oft einen vergleichenden Charakter an (z. B. Raucher vs. Nichtraucher oder Männer vs. Frauen) (vgl. Greiner, 2006, S. 352).

Der nachfolgende Auszug einer übergreifenden Krankheitskostenanalyse des Statistischen Bundesamtes stellt eine solche Studie dar, die u. a. genderspezifische Aspekte miteinbezieht.

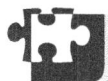

PRAXISBEISPIEL 3.1

Krankheitskosten in Deutschland

2008 wurden für die Prävention, Behandlung, Rehabilitation und Pflege von Erkrankungen sowie Unfällen 254,3 Mrd. € (2002: 218,7 Mrd. €). Das macht durchschnittlich rund 3.100 € je Einwohner (2002: 870 € je Einwohner). Damit stiegen die Krankheitskosten im Vergleich zu 2002 um 16,2 % (35,5 Mrd. €) an. 143,9 Mrd. € (56,6 %) der Kosten gingen – bedingt durch den höheren Frauenanteil in den älteren Bevölkerungsschichten – auf das Konto der Frauen. Gegenüber 2002 ist der Kostenanstieg bei den Männern (22,5 %) fast doppelt so stark ausgeprägt, wie bei den Frauen (11,8 %). Dies ist ein Indiz dafür, dass sich die geschlechtsspezifischen Unterschiede im Zeitverlauf verringern. Für rund die Hälfte der Krankheitskosten (50,7 %, sprich 129 Mrd. €) waren im Jahr 2008 allein vier Krankheitsarten verantwortlich: Herz-Kreislauf-Erkrankungen (37 Mrd. €), Erkrankungen des Verdauungssystems (34,8 Mrd. €), psychische und Verhaltensstörungen (28,7 Mrd. €) und Muskel-Skelett-Erkrankungen (28,5 Mrd. €) (vgl. Statistisches Bundesamt, 2010).

Tipp: Die vollständige Krankheitskostenanalyse des Statistischen Bundesamts können Sie unter www.destatis.de (→ Zahlen und Fakten → Gesundheit → Krankheitskosten) kostenlos downloaden. Diese bietet Ihnen einen detaillierten Einblick in die allgemeine Situation der Krankheitskosten der Bundesrepublik Deutschland – aufgeteilt nach Alter, Geschlecht, Krankheitsklassen und Einrichtungen (ambulant, stationär) inkl. einer genauen methodischen Beschreibung.

Abhängig vom Untersuchungsinteresse werden unterschiedliche Kosten betrachtet. Häufig wird hierbei die gesellschaftliche Perspektive oder die Perspektive der Krankenkassen gewählt. Nehmen Krankheitskostenanalysen die gesamtgesellschaftliche Perspektive – wie im Falle der Krankheitskostenstudie des Statistischen Bundesamtes – ein, werden sowohl die direkten Kosten (z. B. die Leistungserbringung) als auch die indirekten Kosten (z. B. Erwerbs- und Arbeitsunfähigkeit) mit einbezogen. Dabei werden je nach Aggregationsniveau die direkten und indirekten Kosten inkl. der Folgekosten – wie Tab. 3.1 zeigt – berücksichtigt. Das Aggregationsniveau sagt etwas darüber aus, wie detailliert bzw. präzise bestimmte Kosten zu einem Aggregat (bzw. einer Gruppe, z. B. medizinische Behandlungskosten oder stationäre Behandlungskosten und ambulante Behandlungskosten) zusammengeführt wurden. Wird die Perspektive der Leistungsträger gewählt, so werden vor allem die direkten Kosten der Krankheit erfasst, wie wir bereits im Kap. 2.1 analysiert haben.

Tab. 3.1: Kosten des Rauchens und Alkoholkonsums für das Gesundheitswesen und die Volkswirtschaft im Jahr 2007 (Adams/Effertz, 2011, S. 1 f.)

	Rauchen	Alkohol
Direkte Kosten in Mio. €	**8.657,92**	**10.038,11**
Gesundheitsschutz	58,64	55,08
Ambulante Einrichtungen	3.875,15	3.639,88
Arztpraxen	1.196,99	1.124,31
Zahnarztpraxen	509,93	478,97
Praxen sonstiger medizinischer Berufe	233,37	219,20
Apotheken	1.132,24	1.063,50
Gesundheitshandwerk/-einzelhandel	504,45	473,82
ambulante Pflege	247,10	232,10
sonstige ambulante Einrichtungen	51,07	47,97
Stationäre/teilstationäre Einrichtungen	2.857,84	2.684,34
Krankenhäuser	2.013,12	1.890,90
Vorsorge-/Rehabilitationseinrichtungen	240,75	226,13
stationäre/teilstationäre Pflege	604,00	567,33
Rettungsdienste	83,33	78,27
Verwaltung	456,93	429,19
Sonstige Einrichtungen und private Haushalte	231,19	217,15
Ausland	34,63	32,53
Investitionen	273,13	256,55
Direkte Kosten nach GBE	7.870,84	7.392,98
Vorbeugende und betreuende Maßnahmen	787,08	739,30
Sachschäden in Betrieben	–	1.046,00
Sachschäden/Straftaten	–	203.73
Straßenverkehrsunfälle	–	656,10

	Rauchen	Alkohol
Indirekten Kosten in Mio. €	**24.893,08**	**16.660,45**
Mortalitätsverluste bewerteter Arbeitszeit	6.693,46	4.995,13
Mortalitätsverluste bewerteter Nichtmarkttätigkeiten	12.277,41	6.505,57
Mortalitätsverluste der Passivraucher	189,65	–
Arbeitsunfähigkeit GKV	2.650,11	1.606,25
Verluste durch Zigarettenpausen	28,34	–
Frühberentung	2.970,17	3.285,33
Produktionsausfälle durch Rehabilitation	83,92	117,20

ÜBUNG 3.1

Sie sind für das betriebliche Gesundheitsmanagement eines Unternehmens zuständig. Überlegen Sie sich, welche Kosten Sie in diesem Fall bei der Erstellung Ihrer Krankheitskostenanalyse berücksichtigen müssten.

Krankheitskostenanalysen zielen darauf ab, Entscheidungsträger auf politischer und institutioneller Ebene

- **zu sensibilisieren** (d. h. auf die voraussichtlich zu erwartenden Kosten und die damit verbundene gesellschaftliche Bedeutung einer Krankheit aufmerksam zu machen) und

- **zu unterstützen** (z. B. bei der Einschätzung des Erfolgs von neu zu entwickelnden Medikamenten oder medizinischen Leistungen sowie zur Einschätzung der sinnvollen Verwendung von Forschungsgeldern).

Die Ergebnisse der Krankheitskostenanalysen bilden zudem die Basis für die Ressourcenallokation bzw. die Festsetzung prioritärer Handlungsfelder der Gesundheitspolitik.

Die Aussagekraft von Krankheitskostenanalysen ist allerdings nur dann gegeben, wenn sie relativ zu den Kosten, die z. B. durch andere Krankheiten verursacht werden, betrachtet werden können. Hierbei ist wichtig, dass die Studien methodisch im gleichen Kontext durchgeführt worden sind, da sonst ein Kostenvergleich der einzelnen Krankheiten untereinander fragwürdig ist.

Das Studiendesign ist von der Intention der Studie (d. h. von der Forschungsfrage und vom Forschungsinteresse des jeweiligen Evaluators) abhängig. So kann – unter expliziter Benennung der Gründe für die Wahl des Studiendesigns – je nach Aggregationsniveau (und damit Umfang der Analyse) unterschieden werden zwischen (vgl. Schulenburg/Greiner, 2000, S. 254):

- der Berechnung der Krankheitskosten pro Patient, Kohorte oder einer gesamten Population (auf regionaler, nationaler oder auch internationaler Ebene),

- der Aggregation der Kosten auf Patientenebene und Übertragung auf das Niveau der Gesamtgesellschaft („Bottom-up-Ansatz") oder der Disaggregation der Gesamtkosten aus gesellschaftlicher Sicht und Aufschlüsselung auf die einzelne Erkrankung („Top-down-Ansatz") (vgl. Kap. 2),

- der Berechnung der Kosten nach Inzidenz- oder Prävalenzansatz. Während der Inzidenzansatz die Kosten ab dem Auftreten der Erkrankung (d. h. der ersten Diagnose) bis zum Lebensende berücksichtigt, werden beim Prävalenzansatz die Kosten nur für einen festgelegten Zeitraum (z. B. ein Jahr) betrachtet (vgl. Tab. 3.2).

Tab. 3.2: Prävalenz- und Inzidenzansatz bei Krankheitskostenanalysen (Greiner, 1999, S. 10)

	Individuum	**Gesellschaft**
Prävalenz-ansatz	Kosten pro Individuum innerhalb einer bestimmten Periode	Gesamtkosten der Erkrankung innerhalb einer bestimmten Periode für das Gesundheitssystem
Inzidenz-ansatz	Kosten eines neu diagnostizierten Patienten über seine Restlebenszeit	–

Die beiden letztgenannten Ansätze weisen unterschiedliche Vor- und Nachteile auf: Beim **Prävalenzansatz** werden die indirekten Kosten, z. B. verursacht durch eine vorübergehende Arbeitsunfähigkeit, entsprechend nur für das betreffende Berichtsjahr berücksichtigt. Der **Inzidenzansatz** (bzw. eine Querschnittsbetrachtung über den Verlauf der Lebenszeit hinweg) schließt hingegen alle über den jeweiligen Betrachtungszeitraum hinausgehenden zukünftigen Arbeitsausfälle (z. B. Invalidität und

Mortalität) mit ein. Insofern können langfristige Auswirkungen, die mit der betreffenden Krankheit oder der Verhaltensweise verbunden sind, auch nur mithilfe des Inzidenzansatzes erfasst werden. Daher kommt dem Inzidenzansatz gerade bei der Bewertung von Präventionsstrategien eine besondere Bedeutung zu (vgl. Schulenburg/Greiner, 2000, S. 255). Für die Wahl des Inzidenzansatzes sind entsprechend detaillierte Daten und Annahmen über Epidemiologie, Krankheitsverlauf, Lebenserwartung, demografische Struktur, Erwerbs- und Arbeitslosenrate und deren zukünftige Entwicklung notwendig. Aufgrund der Schwierigkeit der Berechnung der Kosten wird in den meisten Krankheitskostenanalysen der Prävalenzansatz herangezogen (vgl. Ahrens, 2000, S. 52).

Den Vorteilen der Krankheitskostenanalyse, die sich aus dem gesundheitspolitischen Informationswert ergeben, stehen allerdings auch kritische Überlegungen (bzw. Nachteile) gegenüber: Krankheitskostenanalysen stellen keine vergleichende Studienform dar. Zwar können die ermittelten Krankheitskosten gut als krankheitsbezogene Zielgröße einer Kostendämpfung herangezogen werden (vgl. Ahrens, 2000, S. 49), allerdings lassen sich anhand der Erkenntnisse der Kosten allein keine Interventionsempfehlungen ableiten. Denn letztlich sollte aus ökonomischer Perspektive nicht die Höhe der Kosten einer Krankheit für die Ressourcenallokation entscheidend sein, sondern der ökonomische Vorteil einer Alternative gegenüber einer anderen Intervention (vgl. Greiner, 2006, S. 353). Ist die Wirksamkeit einer Intervention bei einer ökonomisch bedeutenden Krankheit gering, sind die Mittel mitunter bei einer weniger bedeutenden Erkrankung besser eingesetzt, sollten sich durch die Interventionen positive Effekte erzielen lassen (vgl. Schöffski, 2008, S. 71).

Nichtsdestotrotz eignen sich Krankheitskostenanalysen sehr gut für Advocacy-Zwecke (Anwaltschaft), da die Bewertung der Kosten einen Indikator darstellt und uns so auf gesellschaftlich relevante Problemfelder und die ökonomische Last (einer Krankheit) aufmerksam macht. Sie bilden zudem oft die Basis für weitere Wirtschaftlichkeitsuntersuchungen bzw. sind mitunter die treibenden Auslöser für vergleichende ökonomische Evaluationen.

> **!** **MERKSATZ**
>
> Die **Krankheitskostenanalyse** ist eine Spezialform der Kostenanalyse und betrachtet ausschließlich die Kosten z. B. einer bestimmten Erkrankung.

3.2 Vergleichende Methoden

Bei einer vollständigen gesundheitsökonomischen Evaluation („full economic evaluation") werden mindestens zwei Alternativen miteinander verglichen, um auf Basis des Vergleichs eine begründete Auswahl treffen zu können. Charakteristisch ist zudem, dass Kosten und gesundheitliche Effekte berücksichtigt und mit einer Alternative verglichen werden (vgl. König, 2009, S. 123). Der Vergleich z. B. zwischen einer Standardtherapie und einer möglichen Alternative kann sich auf

- **konkurrierende (neue) Produkte** mit gleicher Zielintention (z. B. zwei Arzneimittel zur Behandlung einer bestimmten Erkrankung),

- **konkurrierende (neue) Verfahren und Methoden** mit gleicher Zielintention (z. B. unterschiedliche Operationsverfahren für künstliche Hüftgelenke, unterschiedliche Methoden zur Stressbehandlung oder Raucherentwöhnung) und die

- **Null-Alternative** (d. h. gar keine Behandlung bzw. Placebo) beziehen.

Anzumerken ist, dass bei konkurrierenden Produkten in der Regel in erster Linie ein Vergleich mit der jeweils akzeptierten Standardtherapie vorgenommen wird. Dieser Vergleich soll die Gleichwertigkeit oder Überlegenheit gegenüber der Standardtherapie überprüfen. Ist eine etablierte Standardtherapie nicht ermittelbar, kann gleichermaßen auf die häufigste Therapie oder die effektivste Therapie zurückgegriffen werden (vgl. Schöffski, 2008, S. 76).

Da es in der Realität oft eine Vielzahl an Alternativen gibt, ist es sinnvoll, eine Begrenzung der zu untersuchenden Alternativen vorzunehmen. Zudem ist in allen Fällen die Wahl der Vergleichsalternative(n) zu begründen (vgl. Greiner, 2006, S. 365).

Zur Bewertung der Kostenwirksamkeit einer medizinischen Intervention können die folgenden vier ökonomischen Evaluationstypen herangezogen werden. Die Analyseformen werden in der Praxis und Literatur mitunter unterschiedlich tituliert:

Tab. 3.3: Formen vergleichender ökonomischer Analysen

Vergleichende Analyseformen	Alternative Titulierungen	Gängige Abkürzung
Kosten-Minimierungs-Analyse	engl. „cost-minimization-analysis" auch: Kosten-Kosten-Analyse oder Kosten-Vergleichs-Analyse	CMA
Kosten-Nutzen-Analyse	engl. „cost-benefit-analysis"	CBA
Kosten-Effektivitäts-Analyse	engl. „cost-effectiveness-analysis" auch: Kosten-Wirksamkeits-Analyse	CEA
Kosten-Nutzwert-Analyse	engl. „cost-utility-analysis" auch: Nutzwertanalyse	CUA

3.2.1 Kosten-Minimierungs-Analyse (CMA)

KERNFRAGE

„Welche medizinische Intervention ist – bei gleicher Wirkung – günstiger?"

Die Kosten-Minimierungs-Analyse (auch „cost-minimization-analysis" = CMA) ist im Prinzip nichts anderes als eine separate Kostenanalyse von zwei oder mehr alternativen medizinischen Interventionen. Aus diesem Grund wird dieses Verfahren mitunter auch Kosten-Kosten-Analyse oder Kosten-Vergleichs-Analyse genannt (vgl. Schulenburg/Greiner, 2000, S. 252 f.).

MERKSATZ

Kosten Maßnahme A – Kosten Maßnahme B

Berechnung: $(K_{dir} + K_{ind} + K_{int})^{Alternative\ A} - (K_{dir} + K_{ind} + K_{int})^{Alternative\ B}$

Die Analyseform beschränkt sich folglich auf die Erfassung, Bewertung und Gegenüberstellung der Kosten der zu vergleichenden Maßnahmen oder Technologien im gleichen Kontext. Die Anwendung dieser Methode setzt entsprechend voraus, dass die jeweiligen Untersuchungsobjekte die gleiche **Effektivität bzw. Wirksamkeit** aufweisen (vgl. Schulenburg/Greiner, 2000, S. 253).

Der Nutzen (z. B. gesundheitsbezogene Lebensqualität) wird demzufolge nicht untersucht, da dieser für die zu vergleichenden Maßnahmen identisch sein muss. Dies setzt voraus, dass zwei Behandlungen (z. B. des Übergewichts) zu gleichwertigen medizinischen Ergebnissen (z. B. demselben Gewichtsverlust) führen. Bedeutend ist, dass sowohl die Wirkungen als auch die Nebenwirkungen (z. B. Arzt- und Krankenhausbesuche infolge einer Operation) kostenmäßig einbezogen werden. Nur so können die anfallenden kurz- und langfristigen Kosten (direkt, indirekt und intangibel) miteinander verglichen und es kann eine Aussage über die Vorteilhaftigkeit der medizinischen Maßnahme getroffen werden.

PRAXISBEISPIEL 3.2

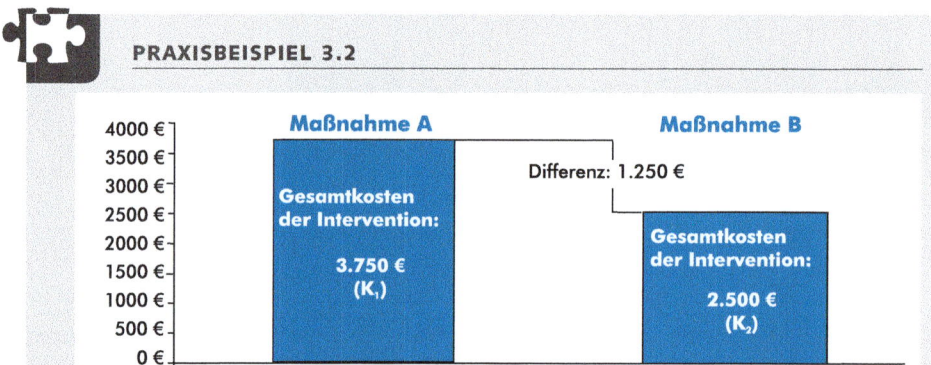

Abb. 3.3:   Beispiel Kosten-Minimierungs-Analyse (Schulenburg et al., 2005, S. 118)

Berechnung: $K_1 - K_2 = 3.750\ € - 2.500\ € = 1.250\ €$

Interpretation: Die Maßnahme B ist um 1.250 € günstiger und deshalb der Maßnahme A vorzuziehen.

ÜBUNG 3.2

Überlegen Sie sich zwei weitere konkrete Anwendungsbeispiele der Kosten-Minimierungs-Analyse aus der Praxis.

Zusammenfassend können wir festhalten, dass das **Ziel** der Kosten-Minimierungs-Analyse darin besteht, die kostengünstigste Alternative auf der Basis des Inputs zu ermitteln. Dies bedingt, dass die Gleichheit der Wirksamkeit der zu vergleichenden Maßnahmen transparent gemacht und nachvollziehbar dargelegt wird.

Genau hier liegt das größte **Problem** der Anwendung dieser Methode. Denn häufig unterscheiden sich medizinische Interventionen in ihrer Wirksamkeit. Ein Vergleich ist daher oft nicht oder nur mit sehr hohem Aufwand möglich und schränkt die Anwendbarkeit dieser Methode erheblich ein. Weiterhin können z. B. bei lebensverlängernden Maßnahmen langfristig höhere Behandlungskosten entstehen. Die Kosten der späteren Behandlung beeinflussen wiederum maßgeblich die Effizienz der Prävention.

Ist allerdings die Voraussetzung gegeben, dass die Wirksamkeit der Interventionen tatsächlich identisch ist, kann die leichte und kostengünstige Durchführbarkeit der Analyse als Vorteil des Verfahrens angesehen werden.

MERKSATZ

Die **Kosten-Minimierungs-Analyse** betrachtet alternative Maßnahmen, um die kostengünstigere Maßnahme zu ermitteln (Kostenminimierung). Die zu bewertenden Alternativen müssen ein identisches Ergebnis aufweisen, um eine Vergleichbarkeit zu gewährleisten.

3.2.2 Kosten-Nutzen-Analyse (CBA)

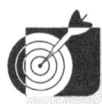

KERNFRAGE

„Welche medizinische Intervention hat den größten monetären Nutzen?"

Die Kosten-Nutzen-Analyse (auch „cost-benefit-analysis" = CBA) wird oft als die klassische Form der gesundheitlichen Evaluation bezeichnet. Der Grund für die große Popularität dieser Methode (außerhalb wie innerhalb des Gesundheitswesens) liegt darin, dass es sich um die älteste Methode der ökonomischen Evaluation handelt. Oft wird sie daher auch als Synonym für gesundheitsökonomische Evaluationen verwendet (vgl. Schulenburg, 2005, S. 121; Schöffski, 2008, S. 81). Wenn Sie sich demnächst also näher mit gesundheitsökonomischen Studien auseinandersetzen, achten Sie einmal darauf, ob es sich tatsächlich um die genannte Evaluationsform handelt.

Im Gegensatz zu der im Kap. 3.2.1 vorgestellten Kosten-Minimierungs-Analyse werden mit der Kosten-Nutzen-Analyse nicht nur die Ressourcenverbräuche (Input), sondern auch der Nutzen von medizinischen Interventionen (Output) monetär bewertet und somit in Geldeinheiten ausgedrückt. Der monetäre Wert des Nutzens (der sogenannte „benefit") kann so unmittelbar den Kosten gegenübergestellt werden. Die Kosten-Nutzen-Analyse ist der Kosten-Minimierungs-Analyse sehr ähnlich. Die beiden zentralen Unterschiede sind (vgl. Schöffski, 2008, S. 82),

- dass bei der Kosten-Minimierungs-Analyse faktisch zwei separate Kostenanalysen durchgeführt werden und anschließend miteinander verglichen werden,

- dass bei der Kosten-Nutzen-Analyse Kosten- *und* Nutzenaspekte berücksichtigt werden, was bei der Kosten-Minimierungs-Analyse nicht der Fall ist.

Die Abb. 3.4 zeigt die unterschiedlichen monetären Kosten- und Nutzendimensionen, die sich mithilfe der Kosten-Nutzen-Analyse in Relation zueinander setzen lassen.

Monetäre Kosten	Monetärer Nutzen
Aufwendungen für	Einsparungen im Bereich
• Medikamente	• Medikamente
• ambulante Versorgung	• ambulante Versorgung
• stationäre Versorgung	• stationäre Versorgung
• Produktivitätsverluste	• Produktivitätsgewinne
• Lebensqualitätsverluste etc.	• Lebensqualitätsgewinne etc.

Abb. 3.4:   Kosten- und Nutzendimensionen der Kosten-Nutzen-Analyse (Schulenberg et al., 2005, S. 120)

Die monetäre Nutzenbewertung wird entweder auf Basis der **Zahlungs- bzw. Akzeptanzbereitschaft** der Nutzer („Willingness-to-pay-Ansatz") oder des Beitrags der Effekte zur Erhöhung des Humankapitals festgelegt (vgl. Breyer et al., 2005, S. 38). Beide Ansätze haben Sie bereits in Kap. 2 kennengelernt. Der ältesten und bekanntesten Analysemethode ökonomischer Evaluationen wird aufgrund methodischer Probleme, die bei der monetären Nutzenbewertung bestehen, in der Praxis allerdings eher eine geringe Bedeutung beigemessen (vgl. König, 2009, S. 125).

Ziel ist es insofern, den zukünftig zusätzlichen Nutzen mit den zusätzlichen Kosten einer medizinischen Intervention zu vergleichen. Eingeführt werden soll eine medizinische Intervention dann, wenn entweder der Nutzen die Kosten übersteigt (geldwerter Nutzen – Kosten > 0) oder das Kosten-Nutzen-Verhältnis größer ist als eins (Nutzen / Kosten > 1) (vgl. Breyer et al., 2005, S. 24). Insofern ist auch hier immer die medizinische Intervention zu wählen, die den größten „Nutzenüberschuss" aufweist. Ein konkretes Zahlenbeispiel über die beiden Varianten der Berechnung finden Sie in Kap. 3.2.3.

MERKSATZ

Kosten in Geldeinheiten / Nutzen bzw. Wirksamkeit in Geldeinheiten (W)

Berechnung: $(K_{dir} + K_{ind} + K_{int}) / W$ oder $W - (K_{dir} + K_{ind} + K_{int})$

Problematisch bzw. als **Nachteil** gewertet werden kann bei der Kosten-Nutzen-Analyse, dass eine monetäre Bewertung des klinischen Ergebnisses stattfinden muss, das in der Regel nicht strikt ökonomisch sowie monetär gemessen werden kann (z. B. der monetäre Wert des menschlichen Lebens). Ebenfalls besteht die Gefahr, dass viele Konsequenzen, die nicht monetär bewertet werden können, somit a priori ausgeschlossen werden. Auch das eigentliche Hauptziel einer medizinischen Intervention, wie eine verbesserte Lebensqualität oder die Lebenszeitverlängerung, lässt sich nur schwerlich in Geldeinheiten ausdrücken, folglich greift eine monetäre Bewertung hier zu kurz. Es besteht zudem die Gefahr, dass quantitativ erfassbare Werte, im Vergleich zu weichen Effekten, unterbewertet werden.

Nichtsdestotrotz hat die Kosten-Nutzen-Analyse den **Vorteil** für die Praxis, dass ein betrachtetes Projekt, das zur Durchführung gelangen soll, überhaupt durch den Vergleich des Nettonutzens in Geldeinheiten als Differenz aus Nutzen und Kosten betrachtet werden kann. Zudem ist es bei dieser Methode möglich, immaterielle Vorteile (bzw. „intangible" Aspekte und somit auch Gewinne an Lebensqualität und Lebensdauer) monetär mit zu berücksichtigen.

MERKSATZ

Bei der Kosten-Nutzen-Analyse wird der in monetären Einheiten bewertete Nutzen einer Maßnahme in Relation zu den Kosten gestellt. Sie stellt die klassische Form der gesundheitsökonomischen Evaluation dar.

3.2.3 Kosten-Effektivitäts-Analyse (CEA)

KERNFRAGE

„Welche Kosten entstehen pro dadurch gewonnenem Nutzen der medizinischen Intervention XY?"

Die Kosten-Effektivitäts-Analyse (auch „cost-effectiveness-analysis" = CEA oder Kosten-Wirksamkeits-Analyse) wurde ursprünglich entwickelt, um der Kritik, die bei der monetären Bewertung von Gesundheit bei der Kosten-Nutzen-Analyse auftritt (z. B. Humankapitalansatz), zu begegnen. Denn bei der Kosten-Effektivitäts-

Analyse werden die Kosten in monetären Einheiten den Ergebnissen in nicht monetären Einheiten gegenübergestellt. Hierbei werden „natürliche" Outcome-Parameter verwendet, die sowohl ökonomisch orientiert als auch klinisch (bzw. gesundheitliche Ertragseinheiten) sein können.

Surrogate (klinische) Endpunkte sind mitunter für die Patienten nicht unmittelbar von Bedeutung. Doch sind physiologische oder biochemische Surrogat-Marker (von lat. surrogatum = Ersatz) – z. B. Bluthochdruck – nicht nur schnell und einfach messbar, sondern haben für spätere klinische Ereignisse (bzw. finale Outcome-Parameter) eine wichtige Vorhersagefunktion.

Um Surrogattrugschlüsse zu vermeiden, setzt eine zuverlässige Aussage über die Wirksamkeit einer medizinischen Intervention voraus, dass ein enger kausaler Zusammenhang zwischen surrogaten und finalen Parametern besteht (vgl. Mühlhauser/Meyer, 2006, S. 194).

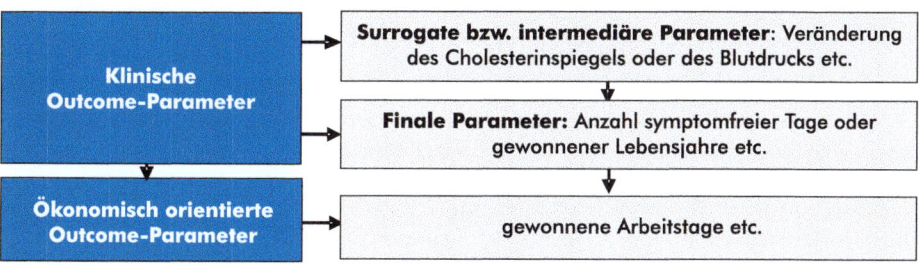

Abb. 3.5: Beispiel unterschiedlicher Outcome-Parameter

Die Wahl der Outcome-Parameter hängt vom jeweiligen medizinischen Ziel der Intervention und der jeweiligen Untersuchungsfrage ab. Der Nachweis der Effektivität in medizinischen Werteinheiten ist dabei auf den Nachweis klinischer Studien angewiesen.

ÜBUNG 3.3

Überlegen Sie sich drei mögliche Outcome-Parameter, die für die Kosten-Effektivitäts-Analyse infrage kommen können.

Die Kosten werden damit einem Output-Parameter gegenübergestellt, sodass sich ein Kosten-Effektivitäts-Quotient ergibt. Es sollte diejenige Maßnahme präferiert werden, die den günstigeren Kosten-Effektivitäts-Quotienten – d. h. die geringsten Kosten pro Einheit des Effektivitätsmaßes – aufweist.

MERKSATZ

Kosten in Geldeinheiten (K) / Erträge in medizinischen Einheiten (W)

Berechnung: K_{dir} / W oder $(K_{ind} + K_{dir}) / W$

Zu wählen ist die medizinische Intervention, die die günstigste Input-Output-Relation aufweist, also bei der die geringsten Kosten pro Einheit des Effektivitätsmaßes vorliegen (vgl. Greiner, 2006, S. 355). Die Anwendung gleicher Vergleichsparameter erlaubt es, völlig unterschiedliche Interventionen wie eine Nierentransplantation mit einer Herzoperation zu vergleichen (vgl. Kurscheidt, 2001, S. 162).

Wie Beispiel 3.3 zeigt, existieren hierbei zwei unterschiedliche Ansätze: Die Betrachtungsweise der Kosten einer zusätzlich gewonnenen Einheit pro Untersuchungsobjekt wird Marginalanalyse genannt. Soll hingegen der Unterschied zwischen den medizinischen Interventionen ermittelt werden, erfolgt diese Berechnung mithilfe der inkrementellen Analyse (vgl. Brunner, 2006, S. 9). Durch die Zusammenfassung der Kosten-Effektivitäts-Quotienten (auch bekannt als „incremental-cost-effectiveness-ratios" = ICER) lassen sich z. B. Vergleiche von Kosten je gewonnenem Lebensjahr oder geringerem Bluthochdruck ermitteln (vgl. Greiner, 2006, S. 355).

Ziel dieser Analyse ist es, den Umfang der Ressourcenverbräuche zu ermitteln, der zur Erzielung eines bestimmten Effektes erforderlich ist. Das Prinzip beruht darauf, einen Vergleich zwischen den zusätzlichen Kosten und den zusätzlichen Effekten einer medizinischen Behandlung als Alternative transparent zu machen. Oder einfacher ausgedrückt, um die eingangs gestellte Frage zu beantworten: „Welche Kosten entstehen pro dadurch gewonnenem Nutzen der medizinischen Intervention XY?"

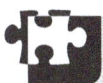

PRAXISBEISPIEL 3.3

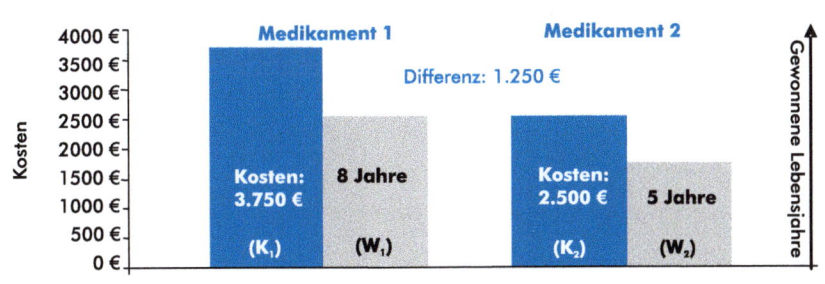

Abb. 3.6: Beispiel Kosten-Effektivitäts-Analyse (Schulenburg et al., 2005, S. 113)

Berechnung Durchschnittswertbetrachtung:

Medikament 1 = (K_1/W_1) = (3.750/8) = 468,75 € pro Jahr

Medikament 2 = (K_2/W_2) = (2.500/5) = 500,00 € pro Jahr

oder

Berechnung inkrementelle Analyse/ICER:

$(K_1 - K_2) / (W_1 - W_2)$ = (3.750 – 2.500) / (8 – 5) = 1.250 / 3 = 416,67 €

pro zusätzlich gewonnenem Lebensjahr

Interpretation:

Trotz der höheren Absolutkosten (von 3.750,00 €) stellt Medikament 1 langfristig die bessere Alternative dar. Während Medikament 1 pro Jahr 468,75 €
verursacht, betragen die Kosten für Medikament 2.500 € pro Jahr. Die Verbesserung der Wirksamkeit durch Medikament 1 im Vergleich zu Medikament 2
beläuft sich auf 416,47 € pro zusätzlich gewonnenem Lebensjahr.

Der große **Nachteil** dieser Methode liegt in der eindimensionalen Betrachtung des
Nutzens. So können medizinische Interventionen z. B. nicht nur Todesfälle sondern
auch körperliche Schäden vermeiden, die folglich nicht in die Bewertung mit einfließen (vgl. Breyer et al., 2005, S. 22). Erfolgt die Auswahl eines einzigen Parameters als
Repräsentant des Nutzens (z. B. symptomfreie Tage), besteht die Gefahr, dass ein
anderer wichtiger Effektparameter (z. B. Anzahl gewonnener Lebensjahre) ignoriert
wird (vgl. König, 2009, S. 132).

Folglich setzt ein Vergleich mittels einer Kosten-Effektivitäts-Analyse voraus, dass die medizinischen Interventionen identische Outputs vorweisen. Kommt es dazu, dass bei der Betrachtung mehrerer Output-Parameter ein Output-Parameter in einem Bereich einen günstigen und in einem anderen Bereich einen ungünstigen Kosten-Effektivitäts-Quotienten vorweist, entstehen mitunter Gewichtungsprobleme und unlösbare Konfliktsituationen hinsichtlich einer eindeutigen Entscheidungsfindung (vgl. Schulenburg/Greiner, 2000, S. 259). Dies ist der Fall, wenn die medizinische Intervention z. B. kurzfristig zu einer Steigerung symptomfreier Tage führt, aber auf lange Sicht (z. B. aufgrund von Nebenwirkungen) die Anzahl gewonnener Lebensjahre negativ beeinträchtigt oder umgekehrt.

Die angesprochenen Kritikpunkte und damit das Problem der Eindimensionalität der Nutzenbetrachtung versuchen der Kosten-Nutzwert-Analyse – der wir uns im nächsten Kapitel zuwenden – zu begegnen.

MERKSATZ

Mit der **Kosten-Effektivitäts-Analyse** werden alternative Maßnahmen unter der Berücksichtigung unterschiedlicher klinischer Wirksamkeit und Kosten verglichen. Die Ermittlung der Kosten-Effektivitäts-Relation ist sehr beliebt, daher wird dieser Studientyp in der Praxis sehr häufig verwendet.

HINWEIS

Die Leitlinien zur Durchführung von Kosten-Nutzen-Analysen der Weltgesundheitsorganisation (WHO-Guide to cost-effectiviness analysis) können Sie unter www.who.int/choice/cost-effectiveness/generalized/en/ (11.10.2016) einsehen.

3.2.4 Kosten-Nutzwert-Analyse (CUA)

KERNFRAGE

„Welche medizinische Intervention ist unter Einbeziehung des subjektiven Nutzens die kostengünstigste Alternative?"

Bei Kosten-Nutzwert-Analysen (auch „cost-utility-analysis" = CUA) erfolgt die Kostenerfassung und -bewertung wie bei der Kosten-Effektivitäts-Analyse. Daher wird diese Methode häufig auch als Unterform der Kosten-Effektivitäts-Analyse bezeichnet (vgl. König, 2009, S. 125). Im Vergleich zur Kosten-Effektivitäts-Analyse wird allerdings der Nutzen nicht in einem medizinischen Output-Parameter, sondern in Form von künstlichen Nutzwerten (sogenannten „utilities") erhoben. Diese Nutzwerte stellen numerische Größen dar, hinter denen sich **unterschiedliche Wirkungskriterien** (z. B. Lebenszeit- und Lebensqualitätsgewinn) verbergen, die zusammengefasst, gewichtet und so zu einem Gesamtwert (bzw. Nutzwert) verdichtet wurden (vgl. Schulenburg et al., 2005, S. 122). Da entgegen den bereits erläuterten Analyseformen bei der Kosten-Nutzwert-Analyse mehrere Wirkungsdimensionen einer medizinischen Intervention berücksichtigt werden können, wird diese Methode auch als **multikrimiterielles** Verfahren (im Vergleich zu monokriteriellen Verfahren) tituliert (vgl. Schwarz, 2005, S. 387).

Denn gehen wir davon aus, dass medizinische Interventionen sowohl den Gewinn zusätzlicher Lebensjahre als auch eine Steigerung der Lebensqualität zum Ziel haben, können bei Kosten-Nutzwert-Analysen beide Parameter berücksichtigt und zu einem Nutzwert zusammengefasst werden. Oft sind reine quantitative Effektparameter wie bei der Kosten-Effektivitäts-Analyse nicht ausreichend, daher sind gerade bei schwerwiegenden Krankheiten qualitative (subjektive) Effektparameter, die mit diesem Verfahren berücksichtigt werden können, von großer Bedeutung.

Eines der prominentesten Verfahren der Nutzwertbewertung stellt das sogenannte QALY-Konzept dar (vgl. Schöffski/Greiner, 2008, S. 95). Der Nutzen wird nicht als monetärer, sondern in sogenannten qualitätsadjustierten (oder auch qualitätsbereinigten) Lebensjahren (engl. „**Q**uality **A**djusted **L**ife **Y**ears") ausgedrückt, deren

Index sich auf einer Skala zwischen 1 (maximaler Gesundheitszustand) und 0 (Tod) befindet.

MERKSATZ

QALY = qualitätsadjustierte Lebensqualität

Berechnung: Lebenszeit × qualitativer Nutzwert (zwischen 0 und 1)

Berechnet werden QALYs, indem die Lebenszeit mit einer präferenzbasierten Bewertung der subjektiven Lebensqualität (z. B. ermittelt durch Befragungen der Betroffenen, Literaturrecherche bereits durchgeführter Erhebungen zu der entsprechenden Thematik) multipliziert wird. Ein Jahr bei völliger Gesundheit entspricht z. B. zwei Jahren, bei einem Gesundheitszustand, der mit 0,5 bewertet wurde. Wird das Leben eines Patienten mit chronischer Niereninsuffizienz z. B. durch eine Nieren-Transplantation um fünf Jahre verlängert und wird der Gesundheitszustand in diesen Jahren mit durchschnittlich 0,8 bewertet, so betragen die qualitätsadjustierten Lebensjahre (5 × 0,8 =) 4 QALYs.

Die Abb. 3.7 zeigt beispielhaft, wie sich die subjektive Lebensqualität im Falle einer Chemotherapie verbessern kann. Ob letztlich die Differenz der beiden Flächen unterm Strich zu einem tatsächlichen Gewinn an qualitätsbereinigten Lebensjahren führt, ist abhängig von der Höhe der gewonnenen bzw. verlorenen Lebensqualität und der Dauer der Lebensverlängerung (vgl. Schulenburg/Greiner, 2000, S. 262). Auch die Höhe des Diskontierungszinssatzes spielt eine nicht unwesentliche Rolle, auf die wir im Kap. 4 noch eingehen werden.

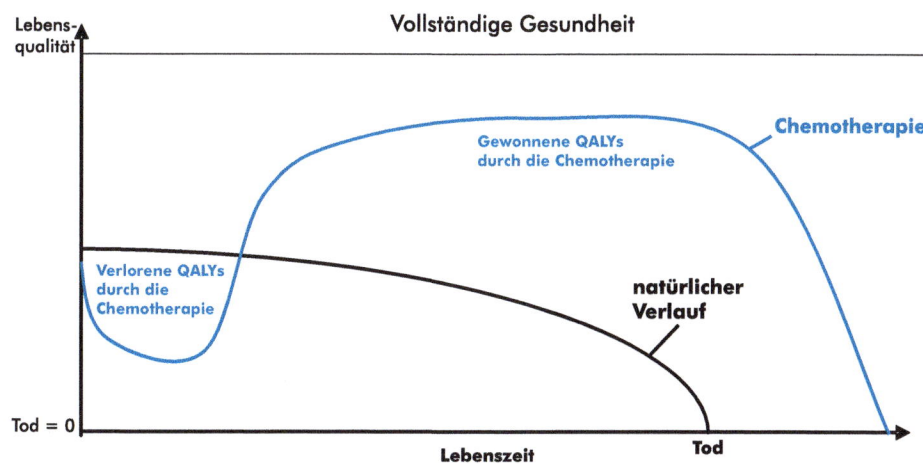

Abb. 3.7: Ermittlung der QALYs am Beispiel der Chemotherapie (Kurscheidt, 2001, S. 165)

Fällt (z. B. mit steigender Lebenszeit) oder steigt die Lebensqualität (z. B. nach einer erfolgreichen Chemotherapie oder Operation) des Patienten, stellt dies eine Schwierigkeit für die Berechnung der QALYs dar. Anzumerken ist, dass die Berechnung der Lebensqualitätseffekte nicht nur vom Zeitpunkt der Erhebung, sondern auch stark vom jeweils eingesetzten Instrumentarium abhängt und daher die Ergebnisse kaum vergleichbar sind (vgl. Greiner, 2006, S. 357). Ebenfalls ist zu berücksichtigen, dass Kosten und Nutzen, die in weiter Ferne liegen, von Menschen naturgemäß immer geringer eingeschätzt werden als Kosten und Nutzen, die in der Gegenwart anfallen (vgl. Schulenburg/Greiner, 2000, S. 260).

Neben den bereits genannten Kritikpunkten ist das QALY-Konzept auch aus ethischen Gründen nicht ganz unumstritten. Denn bestimmte Personengruppen (wie ältere Menschen), die durch eine medizinische Intervention weniger QALY-Gewinne zu erwarten haben, werden systematisch benachteiligt (vgl. Schulenburg/Greiner, 2000, S. 226).

Grundsätzlich können mithilfe der QALYs Vergleiche unterschiedlicher medizinischer Interventionen mitunter auch aus unterschiedlichen Indikationsgebieten vorgenommen werden. Die Ergebnisse (bzw. inkl. der Kosten pro QALY) können theoretisch in sogenannte League-Tabellen (Ranglisten) in auf- oder absteigender Reihenfolge zusammengefasst werden. Diese werden jedoch kaum noch publiziert, da mitunter eine Präzision vorgespiegelt wird, die so in der Realität nicht existiert (vgl. Greiner, 2006, S. 358). Erfolgt ein indikationsübergreifender Vergleich, setzt dies voraus, dass die in der League-Tabelle verwendeten Studien methodisch gleichartig und gleichwertig sind. Ein Beispiel für eine solche Rangliste stellt die League-Tabelle (vgl. Tab. 3.4) dar.

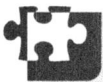

PRAXISBEISPIEL 3.4

Tab. 3.4: Beispiel einer League-Tabelle (Szucs, 2006, S. 6)

Status/Erkrankung	Nutzwert
Vollkommene Gesundheit	1,0
Milde Angina Pectoris	0,99
Postmenopausales Syndrom	0,99
Schweres postphlebitisches Syndrom	0,98
Herzinsuffizienz NYHA II	0,90
Status nach Nierentransplantation	0,84
Status nach Schlaganfall	0,79
Herzinsuffizienz NYHA III und IV	0,70
Schwere Angina pectoris	0,50
Blindheit	0,39
Herzinsuffizienz NYHA IV, hospitalisiert	0,30
Intrakranielle Blutung	0,29
Tod	0,00

Rechenbeispiel für **QALYs bei 5 gewonnenen Lebensjahren:**

Vollkommene Gesundheit:	$1,00 \times 5$ Jahre = 5,00 QALY
Blindheit:	$0,39 \times 5$ Jahre = 1,95 QALY
Tod:	$0,00 \times 5$ Jahre = 0,00 QALY

Im internationalen Diskurs werden in diesem Zusammenhang kritische Schwellenwerte („thresholds") diskutiert, deren Kosteneffektivität ein bestimmtes Maß nicht überschreiten darf (vgl. Greiner, 2006, S. 358). Die Festlegung der „richtigen" Grenz- oder Schwellenwerte stellt jedoch ein schwieriges Unterfangen dar und ist ebenfalls ethisch fragwürdig: Da mit zunehmender gesundheitlicher Beeinträchtigung durch die Krankheit auch der Schwellenwert für die Kosten pro QALY steigt, würde Patienten, die schicksalsbedingt nur die Behandlungsverfahren mit höheren Kosten pro gewonnenem QALY wahrnehmen können, auch die Chance auf eine effektive Therapie genommen (vgl. Schlander, 2005, S. 71).

Wir können festhalten, dass die große Herausforderung darin besteht, die Nutzwerte überhaupt zu ermitteln. Denn Studien zur Messung von Nutzwerten kommen nicht selten zu widersprüchlichen Ergebnissen. Dies hat zwei Gründe: Einerseits existiert bislang kein Konsens über das „richtige" Verfahren zur Messung von Nutzwerten. Andererseits haben die unterschiedlichen Ergebnisse ihren Ursprung darin, dass die Nutzenempfindung zutiefst subjektiv und von unterschiedlichen Personen (mit unterschiedlichen Hintergründen) differenziert bewertet wird, was entsprechend unterschiedliche Ergebnisse zur Folge hat. Daraus folgt, dass es wiederum keinen objektiven Nutzwert gibt.

Trotz aller Kritikpunkte sei angemerkt, dass der große Vorteil von Kosten-Nutzwert-Analysen darin liegt, dass sowohl die Lebensqualität als auch die Anzahl der geretteten Lebensjahre zugleich berücksichtigt werden können. Dies ist vor allem vor dem Hintergrund des Anstiegs chronischer Erkrankungen von nicht unwesentlicher Bedeutung.

MERKSATZ

Mit der **Kosten-Nutzwert-Analyse** können alternative Maßnahmen unter Berücksichtigung **mehrerer Wirksamkeitsdimensionen** miteinander verglichen werden. Oft wird hierbei auf das QALY-Konzept zurückgegriffen.

HINWEIS

Für eine Vielzahl an Erkrankungen und Gesundheitszuständen wurden bereits Nutzwerte ermittelt, die Sie beispielsweise in einer Datenbank auf der Internetseite des Cost-effectiviness-analysis-Registers unter http://healtheconomics.tuftsmedicalcenter.org/cear4/Home.aspx (31.10.2016) einsehen können.

Zusammenfassung

Wie wir in diesem Kapitel festgestellt haben, sind gesundheitsökonomische Evaluationen dazu da, die Wirtschaftlichkeit von medizinischen Interventionen – durch die Gegenüberstellung von Input und Output – zu untersuchen. Die Methoden gesundheitsökonomischer Evaluationen unterscheiden sich dabei im Wesentlichen dadurch, dass jeweils unterschiedliche Kosten- und Nutzenkomponenten miteinander verglichen werden bzw. werden können.

Tab. 3.5: Zusammenfassung gesundheitsökonomischer Evaluationen (vgl. Greiner, 2006, S. 347 ff.; Greiner/Schöffski, 2000, S. 205 ff.)

Studienform	Kosten-vergleich	Bewertung der Kosten	Effekt-vergleich	Bewertung der Effekte	Input-Output-Vergleich
(Krankheits-)Kosten-Analyse (COI)	nein	monetär	nein	nein	nein
Kosten-Minimierungs-Analyse (CMA)	ja	monetär	nein	nein	nein
Kosten-Nutzen-Analyse (CBA)	ja	monetär	ja	monetär (eindimensional)	Nettokosten (= Kosten – Nutzen)
Kosten-Effektivitäts-Analyse (CEA)	ja	monetär	ja	klinische Parameter (eindimensional)	Kosten je Output-Einheit
Kosten-Nutzwert-Analyse (CUA)	ja	monetär	ja	Nutzwert (QUALY) (mehrdimensional)	Kosten je Output-Einheit

Welche dieser Analyseformen gewählt wird, hängt u. a. von der jeweiligen Fragestellung und Datenlage ab:

- Geht es um die reine Feststellung, wie hoch die tatsächlichen Kosten einer Maßnahme sind, ist eine einfache **Kostenanalyse** ausreichend.

- Soll indes ermittelt werden, ob eine medizinische Intervention bei gleichem Output (sprich bei gleicher Wirkung) ressourcenschonender ist, bietet sich die **Kosten-Minimierungs-Analyse** an.

- Da jedoch in den wenigsten Fällen Maßnahmen exakt die gleiche Effektivität aufweisen, ist die Anwendung dieser Methode nur eingeschränkt möglich. Hier kann durch die monetäre Bewertung des Outputs die **Kosten-Nutzen-Analyse** Anwendung finden. Auch die reine monetäre Bewertung des Outputs von medizinischen Interventionen stellt ein schwieriges Unterfangen dar. Daher findet die Kosten-Nutzen-Analyse nur selten Anwendung.

- Die **Kosten-Effektivitäts-Analyse** kann hier durch den Vergleich des relativen Nutzens (ausgedrückt in z. B. klinischen Output-Parametern) Abhilfe leisten.

- Soll nicht nur ein Parameter, sondern sollen mehrere Parameter des Gesundheitsnutzens (ausgedrückt in QALYs) berücksichtigt werden, bietet sich die **Kosten-Nutzwert-Analyse** an.

Aufgaben zur Selbstüberprüfung

Aufgabe 3.1

Sie haben die Aufgabe, zwei unterschiedliche Medikamente gegen Schlaganfall miteinander zu vergleichen. Während mit Medikament A für 100 Patienten Gesamtkosten vom insgesamt 5.000,00 € anfallen und 5 Schlaganfälle verhindert werden können, werden mit Medikament B 25 Schlaganfälle verhindert. Die Gesamtkosten des Medikaments B belaufen sich auf 20.000,00 € pro 100 Patienten.

a) Um welche Form der gesundheitsökonomischen Evaluation handelt es sich und warum?

b) Welches Medikament würden Sie empfehlen und warum?

Aufgabe 3.2

Was sind League-Tabellen? Reflektieren Sie kritisch die Verwendung von League-Tabellen zu gesundheitspolitischen Allokationen volkswirtschaftlicher Mittel.

Aufgabe 3.3

Mithilfe welcher Analyse können sowohl Kosten wie auch Nutzen einer Intervention miteinander verglichen werden?

Aufgabe 3.4

Was haben die Kosten-Minimierungs-Analyse und die Kosten-Nutzen-Analyse gemein und worin unterschieden sie sich?

4 Prinzipien, Grenzen und Besonderheiten

In diesem Kapitel erfahren Sie mehr über die Standards gesundheitsökonomischer Evaluationen. Dadurch werden Sie in die Lage versetzt, die Qualität von gesundheitsökonomischen Studien besser einschätzen zu können sowie ggf. selbst gesundheitsökonomische Evaluationen durchzuführen.

4.1 Prinzipien gesundheitsökonomischer Evaluationen

Damit gesundheitsökonomische Evaluationen nachvollziehbar, transparent und vergleichbar sind, müssen bestimmte Mindeststandards eingehalten werden. Dies setzt voraus, dass bestimmte Prinzipien eingehalten werden, die zugleich als Bewertungskriterien dienen können.

Zu diesen Bewertungskriterien gehören (vgl. Schmidt-Wilke, 2004, S. 197 ff.):

- Transparenz
- Objektivität
- Vollständigkeit
- Genauigkeit
- Vergleichbarkeit
- geringer Aufwand
- Ethik

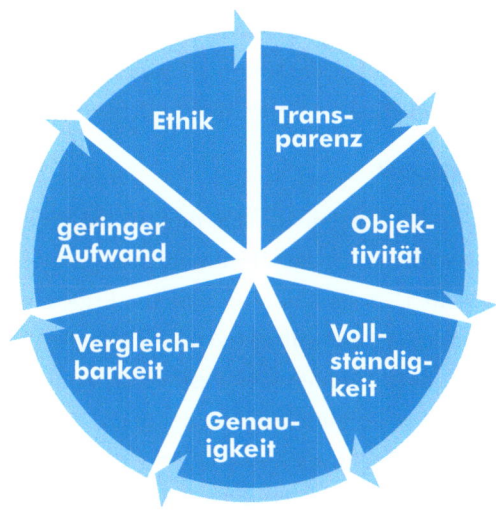

Abb. 4.1: Bewertungskriterien ökonomischer Evaluationen (vgl. Schmidt-Wilke, 2004, S. 197 ff.)

Transparenz

Wir haben im Verlauf des vorliegenden Buches erfahren, dass gesundheitsökonomische Evaluationen wichtige Informationen über Wirkungszusammenhänge liefern können und so zu einer verstärkten Transparenz im Gesundheitswesen beitragen. Dies setzt voraus, dass die Informationen gesundheitsökonomischer Evaluationen verständlich und vollständig beschrieben werden. Hierzu zählt neben einer guten Strukturierung der Studie die nachvollziehbare Herleitung und Darstellung der Ergebnisse. Im Einzelnen zählen hierzu sowohl die klar definierte Fragestellung, die begründete Auswahl der verwendeten Evaluationsmethode als auch die detaillierte Darlegung der zugrunde liegenden Datenquellen inkl. der Beschreibung der Perspektive (vgl. Hessel et al., 2002, S. 142) sowie die transparente Herleitung der Ergebnisse. Nur so kann gewährleistet werden, dass die Leser der Studie die Ergebnisse der Evaluation auch nachvollziehen können.

Die Qualität der Evaluation hängt ebenfalls von der Form der Publikation der Ergebnisse ab. Wenn Sie in Zukunft eine Studie lesen, dann reflektieren Sie nicht nur, von wem die Studie (Stichwort: Eigeninteressen) initiiert wurde, sondern auch ob der Artikel vor der Veröffentlichung ein internes Begutachtungsverfahren durchlaufen hat (Peer-Review-Verfahren) (vgl. Schöffski/Schulenburg, 2008, S. 484).

Objektivität

Damit die Ergebnisse nicht nur gut nachvollzogen, sondern auch akzeptiert werden, muss wiederum die Objektivität der gesundheitsökonomischen Studien gewährleistet sein. Dies setzt voraus, dass die Ergebnisse und deren Interpretationen unabhängig und fern von subjektiven Bestandteilen (Voreingenommenheit) wie Werturteilen oder gar Eigeninteressen bestimmter Akteure sind (vgl. SVRfKAiG, 2001, S. 84). Gesundheitsökonomische Evaluationen, die mitunter die Gefahr bergen, zur Stimulierung der Nachfrageseite initiiert worden zu sein (z. B. Studien der Pharmaindustrie), sind daher immer kritisch auf ihre Objektivität zu prüfen.

Von Objektivität kann gesprochen werden, wenn Ergebnisse – unabhängig vom Studieninitiator, dem Evaluator oder dem jeweiligen Forschungskontext – reproduzierbar und intersubjektiv nachprüfbar sind (vgl. Bortz/Döring, 2006, S. 195) und damit eine hohe Reliabilität aufweisen. Bereits die Wahl einer bestimmten Forschungsfrage kann Hinweise für eine Objektivität oder auch Voreingenommenheit liefern, wenn diese in eine bestimmte Ergebnisrichtung weist.

Vollständigkeit

Werden in gesundheitsökonomischen Evaluationen nicht alle relevanten Daten einbezogen, hat dies einen enormen Einfluss auf die Studie, da fehlende Informationen Ergebnisse verfälschen können. Gesundheitsökonomische Evaluationen sollten vollständig im Hinblick auf die Bewertung sämtlicher Kosten- und Nutzenkomponenten, der Einbeziehung positiver wie negativer Auswirkungen sowie lückenlos hinsichtlich der Dokumentation (inkl. aller maßgeblichen Analyseschritte etc.) und der Interpretation der Ergebnisse sein.

Der Umfang der Vollständigkeit richtet sich dabei nach der Beantwortung der jeweiligen Frage- bzw. Problemstellung der gesundheitsökonomischen Evaluation. Die Erfüllung des Kriteriums Vollständigkeit und damit die Widerspiegelung der Seriosität des Vorgehens bei der Erstellung der gesundheitsökonomischen Evaluation ist maßgeblich dafür verantwortlich, ob die Evaluationsergebnisse letztlich von den Entscheidern als glaubwürdig wahrgenommen und damit akzeptiert werden oder nicht.

Genauigkeit

Oft werden Forschungsergebnisse auf Basis von Annahmen getroffen und mit Wahrscheinlichkeiten gerechnet. Die Genauigkeit von gesundheitsökonomischen Evaluationen spiegelt sich u. a. in der Vermeidung von Verzerrungen wider. Geht es um die zeitliche Verzerrung, kann dieser mithilfe der Diskontierung, auf die wir in diesem Kapitel noch näher eingehen werden, begegnet werden. Doch auch wenn Kosten und Nutzen nicht in ähnlichem Umfang erfasst werden, können Missverständnisse entstehen. Für die empirische Genauigkeit sind insbesondere die herangezogenen Studien und Datenquellen, sprich die Validität (die inhaltliche Genauigkeit bzw. Gültigkeit der Messung sowie die Angemessenheit und Relevanz des eingesetzten Messinstruments) verantwortlich. Weitere Ungenauigkeiten und Unsicherheiten, die im Rahmen von gesundheitsökonomischen Evaluationen entstehen können, können mithilfe von Sensitivitätsanalysen sowie Modellierungen eingeschätzt und transparent gemacht werden. Auch auf diese Verfahren werden wir auf den nächsten Seiten noch genauer eingehen.

Vergleichbarkeit

Das Bedeutende an gesundheitsökonomischen Evaluationen ist, dass sie einen Vergleich unterschiedlicher medizinischer Interventionen und somit eine „Präferenzierbarkeit" ermöglichen. Dies setzt voraus, dass die zugrundeliegenden Daten auf dem jeweils neuesten Forschungsstand sind, die Kosten und Nutzen möglichst mit den gleichen Mess- und Bewertungsinstrumenten untersucht und die gleichen Studienperspektiven angewendet wurden. Ist dies nicht der Fall, so besteht die Gefahr, dass die Kosten-Effektivitäts-Unterschiede nicht durch die Effizienzdifferenzen, sondern durch die unterschiedlichen methodischen und konzeptionellen Unterschiede bedingt sind (vgl. Leidl, 2003, S. 481). Zur Gewährleistung einer Vergleichbarkeit wurden – wie bereits beschrieben – Standards (sogenannte Guidelines, z. B. der Hannoveraner Konsensgruppe) erstellt, deren Inhalte von Zeit zu Zeit aktualisiert werden. Ziel ist es, die relative Vorteilhaftigkeit im Vergleich zu einer Alternative zu ermitteln und nicht die absolute Vorteilhaftigkeit einer medizinischen Intervention zu eruieren (vgl. Schmidt-Wilke, 2004, S. 204). Daher zählen zu den gesundheitsökonomischen Evaluationen im eigentlichen Sinne insbesondere die im Kap. 3.2 vorgestellten vergleichenden Methoden.

Praktikabilität und geringer Aufwand

Ohne Zweifel, gesundheitsökonomische Evaluationen sollten einen praktischen Nutzen haben. Dabei bewegen sie sich immer zwischen dem Wunsch nach mehr Effizienz und Effektivität und dem Wunsch, dies mit einem möglichst geringem Aufwand zu betreiben (vgl. Stoklossa, 2005, S. 271). Die Praktikabilität bezieht sich somit ebenso auf die sinnvolle Eingrenzung der Forschungsfrage und der ausgewählten Alternativen.

Es liegt nahe, dass jede (mitunter unnütze) Informationsbeschaffung selbst mit hohem zeitlichem und finanziellem Aufwand verbunden ist, daher sollte auch hier das Nutzen-Aufwand-Verhältnis in Bezug auf die zu beantwortende Forschungsfrage beachtet werden. Hierbei ist die schwierige Frage zu beantworten: Wie viel Mehr-

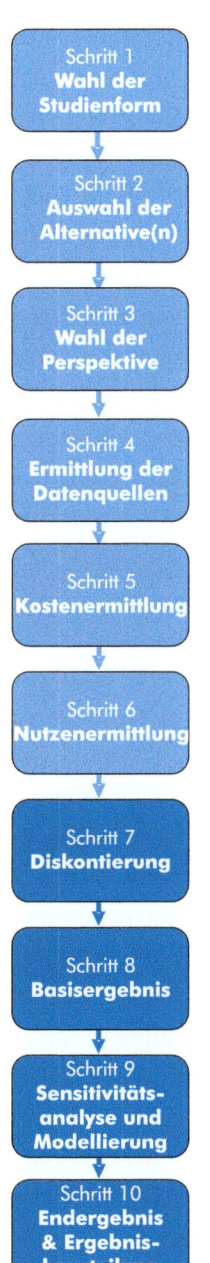

aufwand ist sinnvoll, um letztlich einen zusätzlichen Erkenntnisgewinn bzw. „eine zusätzliche Einheit von Qualität der Studie" zu erzielen (Schöffski, 2007, S. 341). Auch die Studienperspektive und die Sichtweise des Initiators sind entscheidend für die Praktikabilität, denn mitunter klaffen die Studienergebnisse aufgrund der unterschiedlichen Bedürfnisse der Akteure – bedingt durch die sektorale Trennung des Gesundheitswesens – auseinander. Die fehlende Übereinstimmung schränkt (je nach Studienperspektive) die Nützlichkeit und Praktikabilität der Studienergebnisse für die einzelnen Akteure ein.

Ethik

Die Berücksichtigung von ethischen Aspekten und damit allgemeingültiger Moralvorstellung bei der Erstellung von gesundheitsökonomischen Evaluationen bezieht sich nicht nur auf die Vermeidung von Diskriminierung oder die Ausgrenzung bestimmter Patientengruppen, sondern auf die Gleichbehandlung und die Menschenwürde. Gerade die monetäre Bewertung von Gesundheit und des Lebens im Allgemeinen wird kritisch beäugt, da der Wert des Lebens an sich „unbezahlbar" ist. Gerade negative Effekte (wie Schmerzen und Leiden) sollten daher immer in die gesundheitsökonomische Evaluation einfließen. Optimalerweise sollten soziale und ethische Dimensionen mit monetären Aspekten verknüpft werden, wie es z. B. durch die Einbeziehung von Lebensqualitätseffekten bereits praktiziert wird.

4.1.1 Ablauf: Schrittfolgen gesundheitsökonomischer Evaluationen

Werden gesundheitsökonomische Studien durchgeführt, laufen diese in der Regel nach einer Schrittfolge ab, deren Bestandteile Sie in diesem Buch bereits an der einen oder anderen Stelle kennengelernt haben. Diese Schrittfolgen können in zehn Einzelschritte unterteilt werden (vgl. Auerbach, 2006, S. 32):

In Abhängigkeit der Problem- und Fragestellung sowie der Studienzielsetzungen muss im ersten Schritt eine **zu begründende Studienform** ① (vgl. Kap. 3) ausgewählt werden. Bei vollständigen gesundheitsökonomischen Evaluationen erfolgt im nächsten Schritt die **sorgfältige Auswahl mindestens einer begründeten praktizierbaren Alternative** ②. Da oft eine Vielzahl an Alternativen existiert, sollte die Zahl sinnvoll begrenzt werden (vgl. Greiner/Schöffski, 2000, S. 209). Als nächster Schritt steht die **Wahl der geeigneten Studienperspektiven** ③ an, die wiederum von der Fragestellung abhängt. Je nachdem welche Perspektive gewählt wurde, werden entsprechend die Kosten- und Nutzenparameter (vgl. Kap. 2.2) betrachtet, erfasst, bewertet sowie in der Studie begründet und offengelegt. Hierzu müssen die **geeigneten Datenquellen** ④ eruiert werden. Anschließend erfolgt die **Ermittlung der Kosten** ⑤ (Ressourcenverbrauch sowie negative gesundheitsrelevante Effekte) und die **Ermittlung des Nutzens** ⑥ (positive gesundheitsrelevante Effekte), die in der Regel in drei Schritten durchgeführt werden: 1.) die Identifizierung, 2.) die Quantifizierung und 3.) die monetäre Bewertung der Kosten und Nutzen (vgl. König, 2009, S. 129). Wurden die Kosten und Nutzen in Abhängigkeit der jeweiligen Perspektive ermittelt, so geht es im nächsten Schritt darum, die **unterschiedlichen Zeitpunkte** ⑦ der Kosten und Nutzen auf einen einheitlichen Zeitpunkt zu berechnen, um zeitliche Verzerrungen zu vermeiden und eine **Vergleichbarkeit** zu ermöglichen (Diskontierung). Mithilfe der daraus resultierenden zeitbereinigten Ergebnisse kann die eigentliche Berechnung stattfinden, die die **Basisergebnisse** ⑧ der Evaluation darstellt. Bevor indes eine abschließende Ergebnisbeurteilung stattfinden kann, müssen die Basisergebnisse auf ihre Verlässlichkeit geprüft werden. Dabei werden bestimmte Unsicherheiten und Risiken (z. B. Therapieverläufe, Kosten), die im Rahmen gesundheitsökonomischer Evaluationen auftreten können, mithilfe von **Sensitivitätsanalysen** ⑨ identifiziert und deren Einflüsse auf das Endergebnis mithilfe einer **Modellabbildung** prognostiziert. Wurden alle Schrittfolgen durchgeführt, erfolgt der abschließende Vergleich der Alternativen und die genaue **Interpretation der Ergebnisse** ⑩, um letztlich eine Entscheidungshilfe und Diskussionsgrundlage dafür zu haben, welche der Alternativen über- oder unterlegen bzw. kostengünstiger oder -intensiver ist und wie die zur Verfügung stehenden Mittel nutzenmaximierend eingesetzt werden können.

Abb. 4.2: Ablauf gesundheitsökonomischer Evaluationen

4.1.2   Zeithorizont: Diskontierung

Weit verbreitet ist die fälschliche Annahme, dass es sich bei der Diskontierung der Kosten um eine reine Inflationsbereinigung handelt (vgl. Schulenburg/Greiner, 2000, S. 269). Dies ist nicht der Fall, da es bei der Diskontierung darum geht, Interventionen, deren Effekte (Kosten und Nutzen) zu unterschiedlichen Zeitpunkten anfallen, durch eine entsprechende Auf- oder Abzinsung auf einen Zeitpunkt vergleichbar zu machen.

Nicht selten fallen die Kosten und Nutzen von medizinischen Interventionen zu unterschiedlichen Zeitpunkten an. Besonders weit driftet die zeitliche Schere zwischen Kosten und Nutzen bei Interventionen im Bereich der Gesundheitsförderung und Prävention sowie chronischer Erkrankungen auseinander, da der Nutzen hier erst mitunter Jahrzehnte später sichtbar wird (vgl. König, 2009, S. 130). Zur Berechnung des „heutigen Barwertes" sind sogenannte Diskontierungsraten (oder auch Diskontierungs- oder Kalkulationszinssätze) notwendig.

Die Diskontierungsrate leitet sich u. a. aus den Diskontierungsmotiven (z. B. der Zeitpräferenz der Entscheider) ab. Denn wir neigen allzu gern dazu, die Kosten möglichst weit in die Zukunft zu verlagern, während der Nutzen wünschenswerterweise so schnell wie möglich eintreten soll. Das folgende Beispiel 4.1 soll unsere Zeitpräferenzen hinsichtlich des Anfalls von Kosten und Nutzen verdeutlichen.

PRAXISBEISPIEL 4.1

Im Rahmen einer Befragung wurde Probanden mitgeteilt, sie hätten bei einem Wettbewerb gewonnen. Nun hatten sie die Wahl zwischen einem sofort einlösbaren Scheck in der Höhe von 100,00 € und einem erst nach drei Jahren einlösbaren Scheck von 200,00 €. Die Mehrheit entschied sich für die geringere Auszahlung (also einer sofortigen Nutzenmaximierung). Liegen beide Alternativen in der Zukunft, fällt das Ergebnis anders aus: Besteht die Alternative zwischen 100,00 € nach sechs Jahren und 200,00 € nach neun Jahren, entscheidet sich die Mehrheit für die 200,00 € (vgl. Ainslie, 2005, S. 146).

Dieser von Forschern auch als „unerwartete Delle im Blick der Menschen in die Zukunft" bezeichnete Effekt trifft bei sogenannten „Time-discounting"-Variablen (Emotionen, Stress, Unsicherheit bezüglich des Eintritts etc.), mit denen wir es in den meisten Fällen im Gesundheitswesen zu tun haben, nicht zu (vgl. Frederick et al., 2004, S. 186 f.). Denn gerade im Fall von Krankheiten und den damit verbundenen Leiden soll der Nutzen sofort einsetzen. Entsprechend ist der Nutzen, den wir heute in Aussicht gestellt bekommen, für uns mehr wert als der Nutzen, den wir heute in einem Jahr bekommen würden. Da der Nutzen im Zeitverlauf abnimmt, muss er entsprechend abgezinst (sprich diskontiert) werden. Zumal wir an diesen Nutzeneffekten (bzw. die Gesellschaft, Stichwort Humankapitalgewinn) schon heute partizipieren.

Gleiches gilt für die Kosten, da auch Kosten umso geringer bewertet werden, je später sie anfallen. Während die Kosten z. B. für eine Meniskusoperation zum Zeitpunkt des medizinischen Eingriffs eintreten, profitiert der Patient (und die Gesellschaft) noch Jahre später von der gesundheitlichen Verbesserung.

Ziel ist es somit zu ermitteln, welchen Nutzen die Kosten der medizinischen Intervention in einem Jahr schon heute stiften würden.

Aus dem Beispiel wird deutlich, dass bei gesundheitsökonomischen Evaluationen eine **Diskontierung auf den heutigen Zeitpunkt** vorgenommen werden muss, um so medizinische Interventionen, bei denen Kosten und Nutzen zu unterschiedlichen Zeitpunkten anfallen, letztlich vergleichbar machen zu können.

Der heutige Wert eines zukünftigen Geldbetrags wird dabei als Barwert (Gegen-wartswert oder auch **Zukunftswert**) bezeichnet. Liegen keine Budgetrestriktionen vor, so sollte bei der Kosten-Nutzen-Analyse die medizinische Intervention bevor-zugt werden, die einen positiven Barwert aufweist. Um zu ermitteln, ob der Barwert positiv ist (also der diskontierte Nutzen größer ist als die diskontierten Kosten), wird die folgende Formel angewendet (vgl. Greiner/Schöffski, 2008, S. 178):

$$\sum_{t=1}^{n} \frac{N_1 - K_1}{(1+r)^t} > 0$$

N_t = Nutzen in Periode t

K_t = Kosten in Periode t

r = Diskontierungssatz

n = Zeithorizont

Die Diskontierung (und insbesondere die Höhe des **Diskontierungssatzes** sowie die betrachtete Laufzeit der medizinischen Interventionen) hat einen erheblichen Ein-fluss auf das Ergebnis. Umso höher der Diskontierungssatz angesetzt wird, desto geringer fällt der Zukunftswert aus (vgl. Leidl, 2003, S. 473). Mit der Länge des zu betrachtenden Zeitraumes wächst folglich der Zinseszinseffekt. Aus diesem Grund wird in Leitlinien oft ein verbindlicher Diskontierungssatz vorgegeben, der in vielen Ländern bei 5 % liegt (vgl. Greiner/Hoffmann, 1999, S. 131 ff.). Auch hier soll ein Beispiel verdeutlichen, wie sich der Zinseszinseffekt bei Abzinsung auf Effekte aus-wirken kann (vgl. Abb. 4.3).

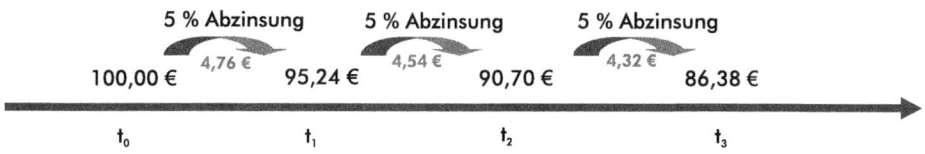

Abb. 4.3: Beispiel Zinseszinseffekt

Beträgt die Studienperiode weniger als ein Jahr bzw. treten die Effekte innerhalb einer kurzen Zeitspanne auf, kann auf eine Diskontierung verzichtet werden (vgl. Evers et al., 1997, S. 170). Handelt es sich jedoch um längere Zeitspannen, ist eine Diskontierung angebracht.

Wie bereits angesprochen, bezieht sich die Diskontierung sowohl auf die Kosten als auch auf den Nutzen. Hat eine medizinische Intervention z. B. einen Nutzen von 1.000 €, der allerdings erst in 10 Jahren auftritt (bei einem Diskontierungssatz von

3,5 %), liegt der heutige Wert bei 708,92 €. Wenn der Nutzen erst in 60 Jahren sichtbar wird, so wäre der heutige Wert nur 126,93 €.

Sprechen wir von der Diskontierung des Nutzens, so sinkt in den meisten Fällen der Wert pro Periode. Oft wird eingewendet, dass die Diskontierung Gesundheitsförderungsprogramme diskriminiere (vgl. Hale et al., 2003, S. 34). Bei der Diskontierung von gesundheitsfördernden oder präventiven Interventionen stellt sich zudem die Frage, welchen intangiblen Wert das Nichtauftreten einer Krankheit für die Gesellschaft per se und natürlich auch für das einzelne Individuum hat und inwiefern dieser Nutzen in die Diskontierung einbezogen werden kann. Allerdings gibt es auch Interventionen, deren Wert pro Periode nicht sinkt, sondern eher steigen kann. Dies ist z. B. der Fall bei Impfungen gegen ansteckende Krankheiten, da die Infektionsstreuung verringert wird (vgl. Meier, 2004, S. 13).

Neben der Höhe des Diskontierungssatzes stellt sich die weitaus wichtigere Frage danach, welche Kosten- und Nutzenkomponenten diskontiert werden sollen und ob für Kosten und Nutzen derselbe Diskontierungssatz gilt. Hier herrscht weitgehend Einigkeit darüber, dass alle monetären Kosten und Nutzen diskontiert werden müssen. Denn wenn nur die Kosten und nicht die Nutzeneffekte diskontiert würden, lohnt sich immer eine Verschiebung in die Zukunft, da die Kosten im Zeitverlauf sinken, jedoch der Nutzen gleich bleibt (vgl. Leidl, 2003, S. 480). Hinsichtlich der nicht monetären Kosten und insbesondere des nicht monetären Nutzens gehen die Meinungen indes auseinander. Dies betrifft insbesondere die Frage, ob auch gewonnene Lebensjahre abgezinst werden sollten.

MERKSATZ

Die Diskontierung stellt die Ermittlung eines prognostizierten Zukunftswertes von Kosten und Nutzen dar.

Zur Analyse der Auswirkungen der Diskontierung können die Diskontierungssätze auch variiert werden. Dies geschieht in Sensitivitätsanalysen. Sensitivitätsanalysen können die Auswirkung von unterschiedlichen Diskontierungssätzen auf das Resultat überprüfen, wie wir im nächsten Kapitel noch genauer sehen werden.

4.1.3 Verlässlichkeit: Sensitivitätsanalysen

Nicht selten werden Entscheidungen im Gesundheitswesen unter Unsicherheit getroffen. Dabei geht es im Hinblick auf die gesamtgesellschaftlichen Effekte nicht nur um die Gesundheit und Wirtschaftlichkeit, sondern auch um die Verteilungsgerechtigkeit innerhalb der Gesellschaft und die gesundheitspolitischen Ziele (vgl. Siebert, 2005, S. 9). Entscheidungen sind je nach Auswirkung, Tragweite und Konsequenz immer auch mit einer hohen Verantwortung und einem hohen Rechtfertigungsdruck verbunden. Dementsprechend können Unsicherheiten, die nicht bedacht werden, zu gravierenden Fehlentscheidungen führen.

Geht es um die Verlässlichkeit bzw. die Stabilität der Ergebnisse gesundheitsökonomischer Evaluationen, spielen Sensitivitätsanalysen bei der Entscheidungsfindung eine wichtige Rolle. Eingesetzt werden Sensitivitätsanalysen, um vorläufige Ergebnisse gesundheitsökonomischer Evaluationen dahingehend zu überprüfen, wie sensitiv (bzw. sensibel) sie auf Veränderungen bestimmter Input-Werte reagieren bzw. wie hoch der Einfluss einzelner Parameter auf das Endergebnis ist. Gerade Kosten und Effekte gesundheitsökonomischer Evaluationen sind aus erhebungstechnischen oder erhebungsökonomischen Gründen nicht selten mit erheblichen Unsicherheiten verbunden. Sensitivitätsanalysen helfen uns somit anhand spezifischer mathematischer Verfahren, die Auswirkungen von Unsicherheiten bzw. die Empfindlichkeit des Ergebnisses zu erkennen (vgl. Leidl, 2003, S. 481).

Unsicherheiten können sich auf die Diskontierungsrate oder auch auf Qualität, Quantität, Preis oder, wie bei der Kosten-Nutzwert-Analyse, eine Variation der QALYs beziehen. Auch werden Sensitivitätsanalysen häufig angewendet, wenn die Kosten nicht auf dem Bottom-up-Ansatz beruhen und die Wirkungsmessung aus einer anderen Population stammt. Durch die Variation unsicherer Parameter werden alternative Ergebnisse ermittelt, die so miteinander verglichen werden können. Je nach optimistischer, wahrscheinlicher oder pessimistischer Annahme werden – wie Tab. 4.1 zeigt – unterschiedliche Grenzwerte festgelegt, berechnet und miteinander verglichen.

Tab. 4.1:   Grenzwertfestlegung bei Sensitivitätsanalysen

Szenario	Sichtweise/Annahme	Beispiel
„best case"	optimistisch ☺	*(Positive) Abweichung von +5 % zum Guess-case-Szenario*
„guess case"	wahrscheinlich ☺	*Im Normalfall wird bei XY (Kosten oder Effekte) von einem Wert in Höhe von … ausgegangen.*
„worst case"	pessimistisch ☹	*(Negative) Abweichung von –5 % zum Guess-case-Szenario*

Durch die Festlegung der unterschiedlichen Grenzwerte wird geprüft, ob die erwarteten Nutzeneffekte auch noch z. B. bei einer pessimistischen Sichtweise vorteilhaft sind. Die Durchführung von Sensitivitätsanalysen erfolgt immer unter „sonst gleichen Bedingungen" (lat. ceteris paribus) aller übrigen Faktoren, d. h., es wird in der Regel nur ein Einflussfaktor variiert.

Wie Sie der folgenden Tab. 4.2 entnehmen können, stehen – je nach Fragestellung – unterschiedliche Analyseformen zur Verfügung. Hier gilt: Je komplexer die Analyseform ist, desto limitierter ist allerdings auch ihre Anwendung (vgl. Briggs et al., 1994, S. 99 ff.).

Tab. 4.2:   Formen der Sensitivitätsanalyse (vgl. Stähr, 2009, S. 208)

Komplexitätsgrad

- **Einfache Sensitivitätsanalyse**
  - Einfache Sensitivitätsanalyse mit Änderung einer Variablen (auch univariante Sensitivitätsanalyse, *„one-way simple sensitivity analysis"*)
  - Einfache Sensitivitätsanalyse mit Änderung mehrerer Variablen (auch multivariante Sensitivitätsanalyse, *„multi-way simple sensitivity analysis"*)
- **Schwellenwertanalyse** (*„threshold analysis"* oder Break-even-Point-Analyse)
- **Extremwertanalyse** (*„analysis of extremes"* oder *„worst case analyse"*)
- **Sensitivitätsanalyse unter Einbeziehung von Wahrscheinlichkeiten** (probabilistische Sensitivitätsanalyse, *„probabilistic sensitivity analysis"* z. B. Monte Carlo Simulation)

Die große Schwäche von Sensitivitätsanalysen besteht darin, dass bei der Veränderung eines Parameters (z. B. demjenigen mit dem größten Einfluss auf das Endergebnis) nicht ausgeschlossen werden kann, dass sich die Wirkung trotzdem auch auf andere Parameter auswirkt. Mit anderen Worten: Mit Sensitivitätsanalysen können keine Aussagen über das Gesamtrisiko von Unsicherheitsfaktoren getroffen und nur eingeschränkt Wahrscheinlichkeiten hinsichtlich der Ergebnisparameter aufgedeckt werden. Nichtsdestotrotz geben Sensitivitätsanalysen wichtige Hinweise über sensible Parameter und ihre Auswirkungen auf das Ergebnis.

Die Variation eines Parameters stellt in der Praxis die am häufigsten verwendete Analyseform der **univarianten Sensitivitätsanalyse** (auch bekannt als „oneway-analysis") dar. Sie gibt wichtige Hinweise darauf, inwiefern sich die Variation eines bestimmten bedeutenden Parameters auswirkt. Im Gegensatz zur univarianten Sensitivitätsanalyse können bei der **multivarianten Sensitivitätsanalyse** mehrere unsichere Parameter gleichzeitig berücksichtigt werden. Diese Analyseform findet in der Praxis allerdings nur selten Anwendung, da sich hierdurch eine Vielzahl an Kombinationen ergibt und die Interpretation mit wachsender Anzahl der einbezogenen Parameter immer schwieriger wird (vgl. Greiner/Schöffski, 2008, S. 189 f.).

Eine besondere Form der Sensitivitätsanalyse stellt die **Schwellenwertanalyse** (oder auch Break-even-Point-Analyse oder vereinfacht Break-even-Analyse) dar. Unsichere Parameter werden bei dieser Methode über einen bestimmten Bereich verändert, um zu ermitteln, bei welchem „Punkt" eine Maßnahme lohnenswert erscheint. Da es sich bei der Break-even-Point-Analyse (engl. „threshold analysis") um einen in der Betriebswirtschaft beliebten Ansatz handelt, der sich auf zwei Parameter – in der Regel Kosten und Nutzen – konzentriert, wird sie zudem mitunter auch als Nutzen- oder Gewinnschwellenanalyse bezeichnet.

In der Praxis werden Break-even-Point-Analysen häufig bei Make-or-Buy-Entscheidungen z. B. im Krankenhaus (Auslagerung von Labor- oder Reinigungsarbeiten, Eigenfertigung von Medikamenten in der Krankenhausapotheke etc.) eingesetzt (vgl. Fleßa, 2007b, S. 211). Allerdings können mithilfe solcher Analysen auch sämtliche medizinische Maßnahmen bzw. deren Kosten und Nutzen gegenübergestellt werden. Ein Beispiel hierfür wäre die Gegenüberstellung einer medikamentösen Therapie mit einem chirurgischen Eingriff. Ab einem gewissen Arzneimittelpreis (rein aus ökonomischer Perspektive!) können sich im Vergleich zum chirurgischen Eingriff Medikamente als gleichwertig herausstellen (vgl. Greiner, 2006, S. 366).

Die **Schwelle** bzw. der sogenannte **Break-even-Point** (auch bekannt als kritischer Wert), ab wann sich eine Eigen- oder Fremdfertigung oder in Bezug auf gesundheitsökonomische Evaluationen die eine oder andere z. B. medizinische Maßnahme lohnt, liegt am Schnittpunkt der zu vergleichenden Alternativen. Die folgende Abb. 4.4 mit zwei Entscheidungen soll Ihnen die Break-even-Point-Analyse verdeutlichen.

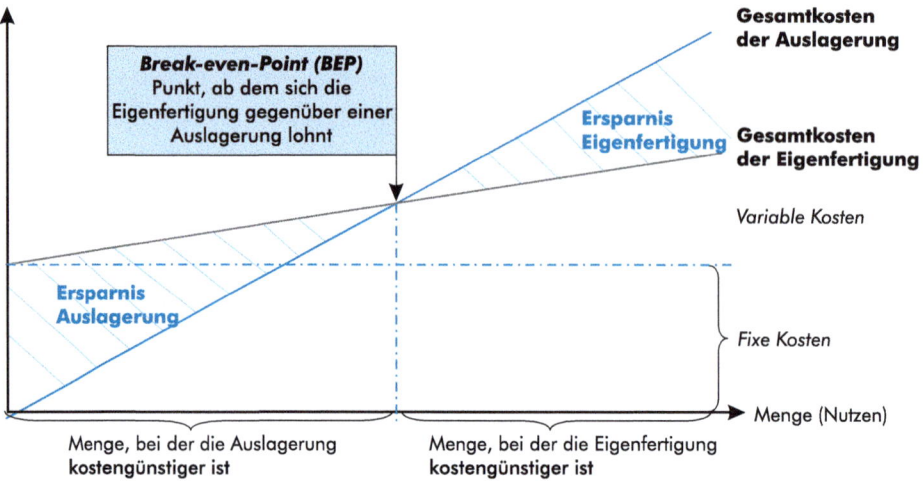

Abb. 4.4: Break-even-Point-Analyse (vgl. Greiner/Schöffski, 2008, S. 187)

Auch die **Extremwertanalysen** stellen eher eine Sonderform der Sensitivitätsanalysen dar. Bei ihr werden die „extremen" Randbereiche unsicherer Parameter (sprich Minimum- und Maximumbereiche bzw. optimistische und pessimistische Annahmen) so ausgewählt, dass letztlich nur eine Für- oder Gegen-Entscheidung möglich ist (vgl. Siebert et al., 2008, S. 302). Der Nachteil dieser Vorgehensweise ist, dass die Verwendung von Extremwerten unsicherer Parameter keine Vergleichsmöglichkeiten zulässt.

Probabilistische Sensitivitätsanalysen (oder auch verteilungsorientierte Sensitivitätsanalysen), wie die Monte-Carlo-Simulation, basieren darauf, dass einzelnen Parametern Verteilungen zugeordnet werden. Mithilfe eines Zufallsgenerators werden für jeden unsicheren Faktor zufällig und wiederholt Werte gezogen, die in einer Wahrscheinlichkeitsrechnung münden. Der große Vorteil dieser Methode liegt darin, dass eine große Anzahl an unsicheren Parametern bei dieser Berechnung einbezogen werden kann (vgl. Siebert, 2003, S. 498).

Der erste Schritt bei Sensitivitätsanalysen besteht grundsätzlich darin, die Unsicherheitsfaktoren zu bestimmen, die den größten Einfluss auf die Evaluation ausüben können. Durch die systematische Veränderung der Annahmen und der unsicheren Parameter kann so eine Identifizierung erfolgen (vgl. Siebert, 2003, S. 497).

Führen Sensitivitätsanalysen dazu, dass sie bei den Resultaten von ökonomischen Evaluationen große Veränderungen bewirken, ist bei der Interpretation der Daten größere Vorsicht geboten, als wenn solche Manipulationen einen geringen Einfluss auf das Resultat haben.

Ziel ist es, letztlich den Entscheidern ein Verständnis für das vorliegende Entscheidungsproblem zu vermitteln sowie die Akzeptanz für die Ergebnisse der gesundheitsökonomischen Evaluation zu erhöhen. So besteht die Möglichkeit, Auswirkungen unscharfer Faktoren zu erkennen und die Perspektive des Entscheidungsmodells in die Entscheidungsgrundlage mit einzubeziehen.

MERKSATZ

Sensitivitätsanalysen stellen fest, wie (empfindlich) das Endergebnis auf bestimmte Parameterveränderungen reagiert, wenn alle anderen unsicheren Parameter als sicher angenommen werden.

ÜBUNG 4.1

Grenzen Sie die univariante von der mulitvarianten Sensitivitätsanalyse ab. Reflektieren Sie zudem, was die Schwäche der Sensitivitätsanalyse ist.

4.1.4 Modellierung: Entscheidungsanalysen

Mithilfe von entscheidungsanalytischen Modellierungen wird versucht, Unsicherheiten zu minimieren, indem mögliche unsichere Bedingungen in den Entscheidungsprozess der Alternativauswahl einbezogen werden, um so die bestmögliche Entscheidung treffen zu können. Dies geschieht, indem versucht wird, vereinfachte

Abbildungen der Wirklichkeit mithilfe eines Modells unter Einbeziehung von Unsicherheiten zu schaffen.

Die möglichen Unsicherheiten könnten dabei sehr vielfältig sein und sich – wie Abb. 4.5 zeigt – sowohl auf gesundheitliche als auch ökonomische Wirkungen der unterschiedlichen Handlungsalternativen auf der Ebene einzelner Patienten, Patientengruppen oder der gesamten Population beziehen (vgl. Siebert, 2003, S. 486).

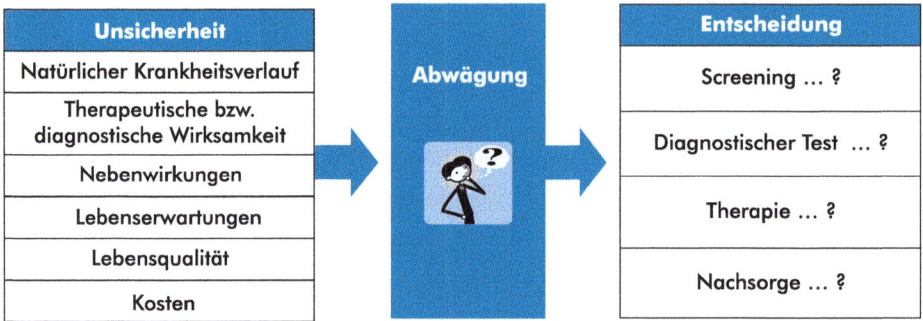

Abb. 4.5: Abwägungsprozess gesundheitsökonomischer Evaluationen (vgl. Siebert, 2005, S. 9)

Mit zunehmender Anzahl möglicher Einflussfaktoren steigen die Unsicherheiten. Modellierungen sollen daher die Entscheidung für eine bestimmte medizinische Alternative unter Unsicherheit unterstützen, indem

- die **Darstellung des Entscheidungsproblems**, die zu erwartenden alternativen Handlungsverläufe, die potenziellen Einflüsse und die daraus resultierenden Konsequenzen (qualitative Ebene) und

- die **Berechnung der Konsequenzen** und Auswirkungen (quantitative Ebene)

in die Entscheidungsfindung einbezogen werden.

Im Rahmen gesundheitsökonomischer Evaluationen kommen Modellierungen vor allem zum Einsatz, um (vgl. König, 2009, S. 138)

- **empirische Ergebnisse auf einen anderen Kontext zu übertragen** (z. B. die Übertragung von Ergebnissen auf unterschiedliche Behandlungsmethoden, ein anderes Land bzw. Gesundheitssystem, verschiedene Populationen),

- **empirische Ergebnisse zu extrapolieren** (z. B. Exploration klinischer Daten von kurzfristigen auf langfristige Ergebnisse, wie die Hochrechnung der Lebenserwartung anhand klinischer Outcome-Parameter), um so die längerfristige Abschätzung von Kosten und Effekten vornehmen zu können,

- **mehrere Handlungsalternativen bei fehlender Datenlage miteinander vergleichen zu können** (z. B. können durch die Verbindung von Daten unterschiedlicher Quellen Annahmen hinsichtlich Stärke und Dauer eines gesundheitlichen Risikos abgeschätzt und so zusätzliche Alternativen einbezogen werden).

Häufig werden Modellierungen zur Exploration der Lebenserwartung oder der Kosten auf die gesamte Lebenserwartung angewendet. Da gerade der Nutzen von Interventionen im Bereich Gesundheitsförderung und Prävention aber erst nach Jahren sichtbar und in der Regel mit klinischen Outcome-Parametern gearbeitet wird, bieten sich hier die Modellierungen im besonderen Maße an. Denn die positiven Auswirkungen medizinischer, präventiver oder gesundheitsförderlicher Interventionen (deren Kosten akut anfallen) können so langfristig abgeschätzt und die Kosten und der Nutzen für die Zukunft gerechtfertigt werden. Andererseits muss berücksichtigt werden, dass gerade bei der Betrachtung längerer Zeiträume Schwierigkeiten bei der Exploration von klinischen Daten entstehen. Denn die Ergebnisse solcher Modelle können immer nur so gut sein, wie die zugrunde liegenden Annahmen. Die Aussagekraft bzw. das Ergebnis der Modellierung ist somit im Wesentlichen von der Qualität der Basisdaten abhängig.

Wird ein Modell erstellt, sind vorab zentrale Überlegungen hinsichtlich der Modellkonzeption notwendig. So muss geprüft werden (vgl. IQWIG, 2009, S. 7 f.),

- welche klinischen Ereignisse einbezogen werden und wodurch die Ausprägung der Ergebnisse (ggf. wiederholt durch welche Risiken) beeinflusst wird.

- inwiefern das Auftreten des klinische Ereignisses (und ggf. der Schweregrad) beeinflusst wird (durch die Wahrscheinlichkeit oder den Zeitpunkt von nachfolgenden Ereignissen).

- welche differierenden Gesundheitszustände (unterschiedlicher Patientengruppen) einbezogen werden müssen und welchen Einfluss diese auf das klinische Ergebnis nehmen können.

- welche klinischen Ereignisse (unter welchen Bedingungen) hinausgezögert oder vermieden werden können und welche Annahmen über die Langzeitwirkung der medizinischen Intervention und deren Folge gemacht werden können.

- inwiefern das Patientenverhalten (oder auch das des medizinischen Versorgers bzw. die Interaktion zwischen Patienten und Arzt) durch die Gesundheitseffekte beeinflusst wird.

- inwiefern die Kosten durch das Patientenmanagement, die Anamnese, das Patientenverhalten und den Zeitpunkt bzw. den Schweregrad von Komplikationen beeinflusst werden.

Reflektieren Sie die genannten Überlegungen, wird schnell deutlich, dass nicht alle Faktoren in ihrer epischen Tiefe in ein Modell einfließen können und somit eine sinnvolle Konzentration auf die wesentlichen Einflussfaktoren – die z. B. vorab mithilfe der Sensitivitätsanalyse identifiziert wurden – erfolgen muss. Denn die zuvor ermittelten Einflussfaktoren, die den stärksten Einfluss auf die Entscheidungsanalyse ausüben, tragen erheblich zu einer erhöhten Stabilität der Analyseergebnisse bei.

Je nach Komplexitätsgrad und Fragestellung kann bei der Entwicklung solcher Modelle auf unterschiedliche Techniken zurückgegriffen werden. Hierbei kann zwischen **Entscheidungsbäumen** (für eher einfache Entscheidungsprobleme mit kurzem Zeithorizont) und **Markov-Modellen** (für eher komplexe Entscheidungsprobleme mit langem Zeithorizont) unterschieden werden (vgl. König, 2009, S. 138).

MERKSATZ

Entscheidungsanalysen sind Methoden zur Entscheidungsfindung. Durch die Einbeziehung möglicher Unsicherheiten und die Ermittlung von Erwartungswerten soll so das Risiko von Fehlentscheidungen minimiert werden.

Entscheidungsbaumanalyse

Mithilfe der Entscheidungsbaumanalyse werden Entscheidungsprobleme in Form eines Baums grafisch dargestellt. Der Entscheidungsbaum und die dazugehörigen Berechnungen zeigen als Ergebnis die logische Struktur des Entscheidungsproblems der jeweiligen Alternativen inkl. ihrer zu erwartenden Konsequenzen und Eintritts-wahrscheinlichkeiten. Werden Alternativen bzw. wird eine medizinische Interven-tion im Rahmen einer gesundheitsökonomischen Evaluation analysiert, erfolgen daraus für die jeweilige Intervention Verzweigungen, die die möglichen Ereignisse inkl. der dazugehörigen Eintrittswahrscheinlichkeiten visualisieren. Am Ende des Entscheidungsbaums mündet jeder Pfad in einem Outcome (z. B. den alternativen Endpunkten einer klinischen Studie). Mithilfe dieser Berechnung ist es möglich zu ermitteln, welche Entscheidungen den größten erwarteten Nutzen für den Entschei-der bringen würden.

Voraussetzung für die Anwendung des Entscheidungsbaums ist, dass auch für alle nachfolgenden Entscheidungen die Konsequenzen bzw. Wahrscheinlichkeiten einschätzbar sind. Besonders gut eignen sich Entscheidungsbaumanalysen dann, wenn die Wiederholung relevanter Ereignisse limitiert ist und ein kurzer Zeitraum betrachtet wird (vgl. IQWIG, 2009, S. 22). Ist das Entscheidungsproblem allerdings komplexer, beinhaltet Risiken und trifft einer der folgenden Punkte zu, so sollten Sie auf das Markov-Modell zurückgreifen (vgl. Busse, 2008, S. 216):

- Parameter (Risiken sowie Kosten) verändern sich im Laufe der Zeit. Beispiel: Die Identifizierung bzw. die Eintrittswahrscheinlichkeit von möglichen Er-krankungen, die im Rahmen z. B. eines Vorsorge-Check-ups gemacht werden, steigt mit zunehmendem Alter.

- Der Zeitpunkt eines Ereignisses (sogenannter „time-to-event") ist von Be-deutung und muss berücksichtigt werden. Beispiel: Falsch-positive Befunde können die Kosten für notwendige intensivierte Kontrolluntersuchungen der Zukunft erhöhen.

- Relevante Ereignisse treten nicht nur einmal sondern mehrfach auf. Beispiel: Bei jüngeren Patienten sind die Kontrolluntersuchungen aufgrund der länge-ren Lebenserwartungen häufiger als bei älteren Menschen.

PRAXISBEISPIEL 4.2

Hier sehen Sie ein Beispiel für einen Entscheidungsbaum für die Erkrankung XY. Mit Therapie haben Patienten eine 60%ige Chance auf vollständige gesundheitliche Genesung, während die Therapie bei 30 % der Patienten keine Reaktion zeigt und 10 % versterben. Ohne Therapie besteht die Aussicht auf eine Genesung lediglich bei 10 %, bei 50 % der Patienten bleibt der Krankheitsstatus im Betrachtungszeitraum unverändert, während 40 % versterben.

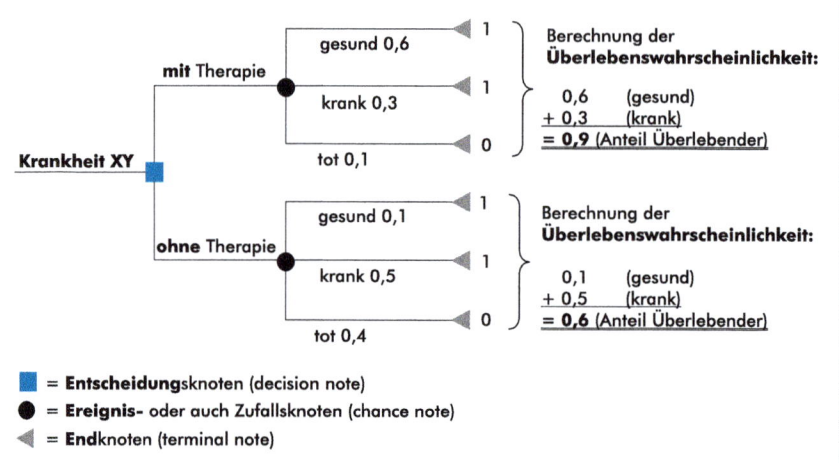

Abb. 4.6: Beispiel Entscheidungsbaum (in Anlehnung an Siebert et al., 2012, S. 279)

Die Darstellung zeigt, dass mit Therapie die Überlebenswahrscheinlichkeit bei 90 % liegt, während ohne Therapie nur eine 60%ige Überlebenswahrscheinlichkeit besteht. Die Variante „mit Therapie" ist somit vorzuziehen.

ÜBUNG 4.2

Überlegen Sie sich, welchen Typ der Modellierung Sie anwenden würden (und warum), wenn es sich um die Behandlung einer HIV-Infektion handelt.

Markov-Analyse

Im Vergleich zu Entscheidungsbaumanalysen gehen Markov-Analysen einen anderen Weg, indem sie den Übergang von einem Zustand in den anderen modellieren (vgl. Fleßa, 2007a, S. 197). Markov-Analysen (auch bekannt als Zustandsübergangskonzepte oder Markov-Ketten) werden also dann verwendet, wenn Übergänge dem Zufall folgen oder mangels besseren Wissens nicht anders als stochastisch beschrieben werden können, z. B. gesund, krank oder tot. Ihren Namen verdanken Markov-Analysen ihrem Erfinder, dem russischen Mathematiker Andrej Markov (vgl. Schöning, 2006, S. 89).

Um Markov-Analysen verstehen und selbst anwenden zu können, müssen folgende Punkte beachtet werden (vgl. Siebert, 2005, S. 30 ff.):

- Die Zustände (bzw. Übergangswege), die in Markov-Analysen verwendet werden, schließen sich gegenseitig aus (z. B. entweder gesund oder krank) und müssen vollständig sein (= Summe der einzelnen Anteile in allen Zuständen entspricht in jedem Zyklus 100 %).

- Aus absorbierenden Zuständen (z. B. Tod, Amputationen) gibt es keine Austritte, sodass der Teil der betrachteten Kohorte, der in diesem Zustand ist, für den Rest der Modellierungsdauer in diesen Zuständen auch bleibt.

- Dies impliziert, dass eine ausreichend große Zahl von Zuständen existieren muss, um ein vollständiges Bild einer Erkrankung darstellen zu können. Hat z. B. eine Person zwei oder mehr Eigenschaften (z. B. früherer Myokardinfarkt und Schlaganfall), sind Markov-Zustände für solche kombinierten Zustände zu schaffen. Auch sind für Markov-Analysen feste Zeitintervalle zu definieren. Innerhalb dieser fest definierten Zyklen findet nur ein Übergang statt.

- Zudem müssen Wahrscheinlichkeiten transformiert und ausreichend kleine Zykluslängen gewählt werden, die es ermöglichen, konkurrierende Risiken korrekt zu behandeln und die Wirklichkeit abzubilden.

Dargestellt wird das Entscheidungsproblem bei Markov-Analysen mithilfe sogenannter **Blasendiagramme** (auch „bubble charts"), in denen die Gesundheitszustände in Form von Kreisen visualisiert werden. Beispiel 4.3 zeigt ein solches Blasendiagramm für den Verlauf einer chronischen Erkrankung mit und ohne Prävention.

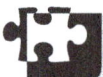

PRAXISBEISPIEL 4.3

Tab. 4.3: Beispiel Markov-Analyse

Übergangswahrscheinlichkeiten für eine chronische Erkrankung mit den Gesundheitszuständen gesund, krank und tot ohne Prävention			
Zustand	**gesund**	**krank**	**tot**
Von gesund nach …	0,65	0,3	0,05
Von krank nach …	0,0	0,6	0,4
Von tot nach …	0,0	0,0	1,0
Übergangswahrscheinlichkeiten für eine chronische Erkrankung mit den Gesundheitszuständen gesund, krank und tot mit Prävention			
Zustand	**gesund**	**krank**	**tot**
Von gesund nach …	0,75	0,1	0,15
Von krank nach …	0,0	0,6	0,4
Von tot nach …	0,0	0,0	1,0

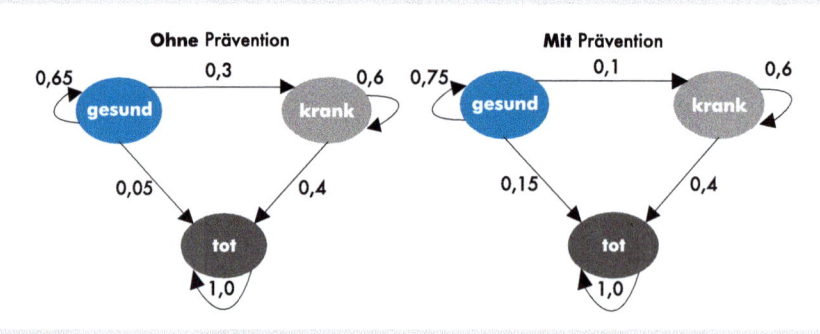

Abb. 4.7: Blasendiagramm (vgl. Siebert, 2005, S. 31 f.)

Indem die Markov-Analyse über mehrere Zyklen durchgeführt wird, entsteht ein Profil, das aufzeigt, wie viele Patienten sich im Laufe der Zeit in dem jeweiligen Zustand befinden.

Dem großen Vorteil der einfachen Darstellungsform von zeitlichen Krankheitsverläufen mithilfe von Markov-Analysen stehen – wie bei allen anderen Verfahren der Entscheidungsanalyse – auch **Schwächen** gegenüber: Markov-Analysen haben sozusagen kein Gedächtnis. Dies führt dazu, dass Personen, die sich (aufgrund ihres

Gesundheitszustandes) innerhalb des Modells von einem Zustand in einen anderen bewegen, die Charakteristika alter Zustände verlieren und alle Charakteristika des neuen Zustands erwerben. Doch gerade diese Gedächtnislosigkeit kann als realitätsfremd bezeichnet werden, da der Übergang von einem in das andere (Krankheits-) Stadium oft von Faktoren abhängt, die aus früheren Stadien resultieren. Zwar kann die Zeit, die ein Patient in einem bestimmten Krankheitsstadium zugebracht hat – mithilfe sogenannter Tunnelzustände – abgebildet werden, allerdings kann dies zu einer großen Anzahl von Zuständen führen und das Modell unübersichtlich und unhandlich machen (vgl. IQWIG, 2009, S. 26). Auch kann es vorkommen, dass nicht alle relevanten Eigenschaften der Zustände charakterisiert werden können, die allerdings für die Modellierung der Übergänge notwendig wären, sodass es zu Verzerrungen kommen kann (z. B. Symptomabhängigkeiten). Die Berücksichtigung multipler Patientencharakteristika ist zwar auch hier grundsätzlich möglich, dies führt aber zum gleichen Problem expandierender Sätze an Zuständen, dem allerdings mithilfe einer Monte-Carlo-Simulation begegnet werden kann (vgl. IQWIG, 2009, S. 26 f.).

MERKSATZ

Mithilfe von Markov-Analysen wird der zeitliche Ablauf unterschiedlicher Gesundheitszustände von Individuen in einem Blasendiagramm visualisiert. Die dargestellten Beispiele machen deutlich, dass Markov-Analysen relativ unflexibel und starr sind, da Übergangswahrscheinlichkeiten konstant bleiben müssen (vgl. Fleßa, 2007a, S. 198).

ÜBUNG 4.3

Erstellen Sie eine einfache Markov-Analyse bzw. zwei Blasendiagramme für den Verlauf in den Stadien gesund, krank und tot für a) eine akute Erkrankung und b) eine (nicht heilbare!) chronische Erkrankung (ohne Zahlenwerte).

Auswahl der Methoden

Während Entscheidungsbaumanalysen eher bei einfachen Entscheidungsproblemen mit kurzem Zeithorizont gewählt werden sollten, bieten sich für Probleme mit längerem Zeithorizont und komplexen Abläufen Markov-Analysen an (vgl. Busse, 2008, S. 216).

Ob Entscheidungsbaumanalyse oder Markov-Analyse: Trotz der großen Verbreitung von Modellierungen sollten Sie die Ergebnisse auch hier immer kritisch analysieren. Skepsis ist vor allem dann angebracht, wenn unzureichende Transparenz und Validität herrscht. Denn die Möglichkeit, Ergebnisse bei Modellierung zu manipulieren, sind besonders vielfältig. So können z. B. fehlende qualitative, klinische Daten in Modellen durch Annahmen ersetzt werden, die zu einer Bevorzugung einzelner Alternative führen (vgl. Schulenburg et al., 2005, S. 162).

Alles in allem sind Modelle immer nur so gut wie die zugrunde liegenden Informationen. Daher können Modelle immer nur die beste Schätzung für die unterschiedlichen Praxissituationen darstellen. Sie bleiben für die Praxis ein sehr hilfreiches, aber unvollständiges und theoretisches Abbild der Realität.

4.2 Grenzen gesundheitsökonomischer Evaluationen

Gesundheitsökonomische Evaluationen werden von unterschiedlichen methodischen und ethischen Grenzen beeinflusst.

1. Methodische und ethische Grenzen können dahingehend gesehen werden, dass bei gesundheitsökonomischen Evaluationen derzeit ein **Mangel an einheitlichen Standards** bei der Anwendung der Methoden (z. B. bei der Generierung von QALYs) herrscht. Denn ob z. B. die unterschiedlichen Erhebungsverfahren (wie die Akzeptanz- oder Zahlungsbereitschaft mittels Rating-Scale-, Standard-Gamble- oder Time-Trade-off-Verfahren) zu den gleichen Ergebnissen kommen und inwieweit sich Ergebnisse unterscheiden, ist zum aktuellen Zeitpunkt offen (vgl. Hessel et al., 2004, S. 69 f.). Da sich gesundheitsökonomische Evaluationen angesichts der ökonomischen Erfordernisse sozusagen in der Expansionsphase befinden, stellt die methodische Vergleichbarkeit der Studien eine derzeitige Grenze und bedeutende Herausforderung für eine gesicherte Entscheidungsgrundlage dar.

2. Als weiteres methodisches Problem gesundheitsökonomischer Evaluationen sind die **Grenzen von Evaluationen bei unterschiedlichen Populationsgruppen** – wie bei Kindern und Jugendlichen – zu nennen. Gerade wenn es darum geht, mittels des Humankapitalansatzes die Produktivität als Nutzen sichtbar zu machen und in monetären Einheiten zu messen, stoßen gesundheitsökonomische Evaluationen hier an ihre Grenzen. Denn der für unsere Gesellschaft wichtige Aufbau von Humankapital der nachfolgenden Generation gilt hier nicht als „produktiv". Medizinische Interventionen, die somit gerade in jungen Jahren die Lebensqualität erhöhen, wirken sich schmälernd auf die Kosteneffektivität aus (vgl. Gerber, 2006, S. 31). Auch bei Kindern und Jugendlichen ist die Methode der Zahlungsbereitschaft („willingness-to-pay") somit ungeeignet. Aber auch bei anderen Personengruppen (z. B. Rentner, Arbeitslose oder Familien) ergeben sich methodische Probleme, so ist die Zahlungsbereitschaft auch von der Schichtzugehörigkeit und damit u. a. davon, wie viele finanzielle Mittel zur Verfügung stehen, abhängig. Zudem sinkt naturgemäß die Zahlungsbereitschaft mit zunehmendem Alter.

3. Gesundheit wird von vielschichtigen Aspekten beeinflusst, deren Ergebnisparameter nicht nur auf klinische Input-Parameter reduziert werden können. Sogenannte **weiche Faktoren**, die den Behandlungsverlauf, die Compliance oder den Abbruch einer Behandlung („drop-out") beeinflussen können, stellen noch weitgehend blinde Flecken dar. Emotionale Faktoren, die u. a. von der Persönlichkeitsstruktur und den Verhältnissen beeinflusst werden (z. B. Selbstwirksamkeit oder auch die Arzt-Patienten-Beziehung), spielen jedoch für das medizinische Endergebnis eine nicht zu unterschätzende Rolle.

4. Ungeachtet der Bedeutung des medizinischen Fortschritts wird die systematische Bewertung durch die enorme **Vielfalt medizinischer Interventionen und die immer rasantere Weiterentwicklung** in immer kürzeren Zeitabständen erschwert (vgl. Hegenstreit/Güntert, 2004, S. 920).

5. Wenn es um die nachhaltige Entwicklung von Gesundheit (und des sozialen Sicherungssystems) geht, sollen insbesondere **langfristige Nutzeneffekte** (und Kosten) betrachtet werden. Oft werden nachhaltige Effekte vernachlässigt, sodass nicht immer klar ist, ob auch kostengünstigere medizinische Interventionen langfristig zu ähnlichen (oder sogar mitunter nachhaltigeren) Effekten kommen.

Die angesprochene dynamische Entwicklung sowie die zunehmende Ökonomisierung des Gesundheitswesens begünstigen eine kurzfristige Erfolgsbetrachtung von Maßnahmen. Gerade wenn es um präventive und gesundheitsförderliche Interventionen geht, ist eine Ausweitung der Betrachtungszeiträume notwendig, um Erkenntnisgewinn zu sichern (vgl. Kilian/Becker, 2006, S. 465). Dies gilt insbesondere im Hinblick auf den bedrohlichen Anstieg chronischer (und damit unheilbarer) Erkrankungen. Denn diese sind nicht nur mit persönlichem Leid, einer Einbuße der selbstbestimmten Lebensführung, -qualität und -erwartung verbunden, sondern die Erkrankten sind oft lebenslang auf das medizinische Versorgungssystem angewiesen. Dies führt zu erheblichen direkten Kosten (Versorgungskosten). Durch Arbeitsunfähigkeit und Frührente entstehen zudem indirekte Kosten, die einen enormen volkswirtschaftlichen Schaden verursachen.

6. Auch werden Nutzeneffekte in gesundheitsökonomischen Evaluationen uneinheitlich und oft nur eingeschränkt berücksichtigt. Hier ist z. B. der **Freizeitnutzen** zu nennen, der wiederum ein wichtiger Faktor für die Erholung und die Lebensqualitätssteigerung der Patienten darstellt (vgl. Krauth et al., 2002, S. 315).

7. Eine weitere Grenze von gesundheitsökonomischen Studien im Hinblick auf den praktischen Anwendungsnutzen stellt die **Akzeptanz der Entscheider** dar. Gerade bei Ärzten stoßen gesundheitsökonomische Studien, im Vergleich zu Lebensqualitätsdaten und klinischen Daten, auf eine geringere Akzeptanz (vgl. Stoklossa, 2005, S. 230). Die gesellschaftliche Bedeutung von gesundheitsökonomischen Evaluationen hängt somit von einer **verstärkten Aufklärung** und Transparenz, insbesondere im Hinblick auf die Qualitätsbeurteilung solcher Studien ab. Es ist daher bedeutend, die **unterschiedlichen Interessenlagen der einzelnen Akteure** bzw. Studieninitatoren (z. B. Pharmaindustrie) kritisch beurteilen zu können. Dies schließt nicht nur die Akteure aus dem medizinischen Bereich, sondern alle Akteure des Gesundheitswesens und somit auch z. B. die Pflege und verantwortliche Ökonomen mit ein.

8. Schlussendlich stellt die **Wertschätzung des Lebens** an sich eine nicht außer Acht zu lassende Grenze dar, die sich immer wieder in der allgemeinen Kritik gesundheitsökonomischer Evaluationen – der monetären Bewertung des menschlichen Lebens bzw. von Nutzen an sich – äußert.

Methodische und ethische Herausforderungen sind zu meistern, damit gesundheitsökonomische Evaluationen ihren sinnstiftenden Nutzen zum Wohle der Allgemein-
heit entfalten können.

Da angesichts der epidemiologischen Entwicklungen die Prävention und Gesundheitsförderung einen immer bedeutenderen Stellenwert einnimmt, werden wir
im Folgenden kurz näher auf diesen Bereich eingehen. Denn gerade dort besteht für
gesundheitsökonomische Evaluationen ein zunehmender Handlungsbedarf, der allerdings – wie wir sehen werden – auch hier klar auf Grenzen stößt.

4.3 Besonderheiten: Gesundheitsökonomische Evaluationen in Prävention und Gesundheitsförderung

Wie auch bei medizinischen Interventionen gilt für Interventionen im Bereich der
Prävention und Gesundheitsförderung, dass sie kosteneffektiv und ordnungs-
politisch gerechtfertigt sein müssen, um neue Einführungen zu rechtfertigen (vgl.
Krauth/Suhrcke, 2011, S. 85). Wie bereits im letzten Kapitel kurz angeführt, steht
die Präventionsökonomie (bzw. die Evaluierung von Interventionen im Bereich Prävention und Gesundheitsförderung) angesichts der demografischen Entwicklung,
des starken Anstiegs chronischer Erkrankungen und zunehmender Vielfalt an On-
line- und Offline-Interventionen im Bereich der Prävention und Gesundheitsförderung vor besonderen Herausforderungen. Bereits 2006 ging die WHO davon aus,
dass 70–80 % der Gesundheitsausgaben auf das Konto chronischer und langfristiger
Erkrankungen gingen (vgl. WHO, 2006, S. 6). Insbesondere in der Eliminierung und
Reduktion führender Lifestyle- bzw. Risikofaktoren wird enormes Rationalisierungs-
potenzial gesehen. Laut einer Studie führen z. B. Interventionen im Bereich der Be-
trieblichen Gesundheitsförderung zu einer Senkung krankheitsbedingter Fehlzeiten
um durchschnittlich 25 % und damit zu einem Return on Investment (ROI) um 2,73 €
bei krankheitsbedingten Fehlzeiten und um 3,27 € bei Krankheitskosten (vgl. Chap-
man, 2005, S. 5). Folglich kann Prävention nicht nur für die potenziell anvisierten
Zielgruppen (z. B. am Arbeitsplatz) zu einer positiven Veränderung der körperlichen
und psychischen Verfassung führen, sondern es können auch Arbeitgeber sowie die
gesamte Gesellschaft von solchen Investitionen profitieren. Dabei ergeben sich viel-

fache Nutzeneffekte, die eine gesamtgesellschaftliche Perspektive auf Interventionen im Bereich Prävention und Gesundheitsförderung untermauern:

- **Präventive Nutzen:** z. B. durch Verringerung von Arbeitsbelastungen, Verbesserung des Gesundheit, des Wohlbefindens und des Arbeitsklimas.

- **Produktivitätsbezogene Nutzen:** z. B. Vermeidung von Betriebsstörungen, Steigerung der Arbeitszufriedenheit und Mitarbeitermotivation, Erhaltung der Arbeits- und Leistungsfähigkeit, Verringerung der Fluktuation und Erhöhung der Mitarbeiterbindung).

- **Gesellschaftliche Nutzen:** z. B. Verringerung von Frühverrentungen, Vermeidung von Krankheitskosten).

Ob Prävention und Gesundheitsförderung tatsächlich zu einer Kosteneinsparung im Gesundheitswesen führen, wird seit Jahren heftig debattiert. Einigkeit herrscht darüber, dass durch Prävention und Gesundheitsförderung vorzeitige Todesfälle und krankheitsbedingte Frühverrentungen vermieden, die krankheitsbedingten Produktionsverluste in Unternehmen reduziert, die Autonomie im Alter bewahrt und die Pflegebedürftigkeit verhindert oder hinausgezögert wird. Bei dieser Diskussion wird auf zwei Thesen zurückgegriffen:

- **Kompressionsthese:** Diese eher optimistische These der Morbiditätskompression (oder Kompressionsthese nach Fries) besagt, dass aufgrund einer gesünderen Lebensweise Menschen länger gesund bleiben und gesundheitliche Einschränkungen hinausgezögert werden (vgl. Fries, 2005, S. 810 f.). Nach der Kompressionsthese steigen die Ausgaben erst vor dem Todeszeitpunkt exponentiell an, da die Morbidität infolge des verbesserten Gesundheitszustandes erst mit dem Alter zunimmt.

- **Medikalisierungsthese:** Diese eher pessimistische These der Morbiditätsexpansion (oder Medikalisierungsthese nach Grueneberg) geht davon aus, dass mit einer Ausdehnung der krankheitsbedingten Lebenszeit zu rechnen ist, da Krankheiten früher erkannt und behandelt werden können (vgl. Niehaus, 2006, S. 4 f.). Die Gesundheitsausgaben würden aufgrund der höheren Lebenserwartung steigen.

Verbindet man die Erkenntnisse beider Thesen, wird angenommen, dass sich zwar der Gesundheitszustand langfristig verbessert, es aber zu einer Zunahme an gesundheitlich beeinträchtigten und pflegebedürftigen älteren Menschen kommt (vgl. OECD, 2007, S. 130 ff.). Zwischenzeitlich gilt die Kompressionsthese als weitgehend erwiesen. Grundsätzlich stellen Kosten für Prävention und Gesundheitsförderung nicht nur für die Gesellschaft, sondern auch für die GKV langfristig eine lohnende Investition dar. Da der Nutzen von Präventionsinterventionen sich nicht auf das Gesundheitswesen beschränkt, sondern Auswirkungen auf weitere Sektoren hat (z. B. den Gesundheitszustand der Mitarbeiter und damit auf den Arbeitsmarkt und die Volkswirtschaft), sollte bei gesundheitsökonomischen Evaluationen immer die volkswirtschaftliche Perspektive eingenommen werden (vgl. Krauth/Suhrcke, 2011, S. 87).

Mit Steigerung der Präventionsaktivität steigt gleichermaßen der Bedarf an gesundheitsökonomischen Evaluationen. Gesundheitsökonomische Evaluationen in Prävention und Gesundheitsförderung sollten dabei die „Evaluationsstandards" berücksichtigen (vgl. Krauth/Suhrcke, 2011, S. 86). Allerdings unterliegen Präventionsinterventionen (im Gegensatz zu medizinischen Interventionen) neben den üblichen methodischen Schwierigkeiten weiteren Problemen (vgl. Schug et al., 2006, S. 10),

- da Effekte aus gesundheitsfördernden und präventiven Interventionen häufig erst langfristig sichtbar werden,

- da eine Studienanordnung mit „Blindung" kaum möglich ist,

- da bei traditionellen medizinischen randomisierten, kontrollierten Studien kooperative, aber eher passive Studienteilnehmer gewünscht sind, bei Gesundheitsförderung und Prävention aber die aktive Partizipation, Empowerment und Eigeninitiative eine zentrale Bedeutung spielen und

- da auch eine Randomisierung nicht verhindern kann, dass Teilnehmer der Interventionsgruppe die Kontrollgruppe „kontaminieren". Dieser in der realen Gesundheitsförderung erwünschte Effekt wird zum Bias einer kontrollierten Studie.

Nichtsdestotrotz wird bei gesundheitsökonomischen Evaluationen in der Regel ein Vergleich mit einer „Nicht-Prävention" vorgenommen. Anzumerken ist, dass gerade bei Interventionen im Bereich Prävention und Gesundheitsförderung oft der sogenannte „healthy user effect" auftritt, d. h., dass ohnehin gesundheitsbewusste Menschen solche Maßnahmen in Anspruch nehmen. Dieses altbekannte Phänomen der verfehlenden Zielgruppenerreichung wird in der Wissenschaft auch als Präventionsdilemma (oder Präventionsparadox) bezeichnet (vgl. Hurrelmann, 2003, S. 118; Bauer, 2005, S. 73 ff.). Sprechen wir z. B. über Bonusprogramme der GKV, äußert sich der „healthy user effect" in der Mitnahme von Boni bereits gesundheitsbewusster Versicherter (und führt somit zu einem „Mitnahmeeffekt") (vgl. Blöß, 2004, S. 107). Rationalisierungspotenziale können allerdings insbesondere dann erschlossen werden, wenn schlechte Risiken mobilisiert werden.

Um die genauen Zusammenhänge im Kontext gesundheitsökonomischer Evaluationen näher zu verdeutlichen, werden wir die Herausforderungen präventiver und gesundheitsförderlicher Interventionen am Beispiel von Bonusprogrammen näher verdeutlichen. Bonusprogramme zur Stimulierung von präventiven und gesundheitsförderlichen Handlungen stellen (laut Angaben der Bertelsmann Stiftung) das GKV-Instrument mit dem höchsten Bekanntheitsgrad (64–75 %) dar (vgl. Schnee et al., 2007, S. 3), von dem wichtige Präventionsimpulse ausgehen können. Die entsprechenden Bonifizierungsgrundlagen (z. B. die Teilnahme an einer Früherkennungsuntersuchung, Stressseminar) können sich dabei sowohl auf Interventionen aus dem Bereich der Prävention (= Minderung gesundheitsschädigender Risikofaktoren) als auch der Gesundheitsförderung (= Stärkung gesundheitsfördernder Schutzfaktoren) beziehen. Die präventiven Anreizsysteme müssen sich laut § 65a SGB V aus Einsparungen (z. B. Krankengeldzahlungen, Arzneimittelverordnungen, Krankenhausbehandlungen oder Heilmittel) refinanzieren, ansonsten dürfen die Kassen ihren Versicherten keinen Bonus gewähren.

Seitens des Bundesversicherungsamtes (BVA) wurden für die Nachweiserbringung folgende **Mindestanforderungen für gesundheitsökonomische Evaluationen** definiert (vgl. BVA, 2005, S. 2 ff.):

1. Durchführung einer nicht randomisierten, kontrollierten Fall-Kontroll-Studie inkl. eines Vorher-Nachher-Vergleichs unter Einbeziehung aller Teilnehmer (Vollerhebung)

2. Anwendung eines gematchten Kontrollgruppenverfahrens (Kontrollgruppen müssen ausreichend groß sein und wesentlichen soziodemografischen Merkmalen der Teilnehmer entsprechen)

3. Einbeziehung aller Kosten (Boni, Ausgaben für die Einrichtung und den Betrieb des Bonusprogramms sowie der Dokumentation und Evaluation)

4. Darlegung aller bekannten Ausgaben (Krankengeldzahlungen, Arzneimittelverordnungen, Krankenhausbehandlungen, Heilmittel inkl. Daten zu § 20 SGB V (Präventionsleistungen, Rehabilitationsmaßnahmen, z. B. Kuren und ergänzende Leistungen zur Rehabilitation))

5. Nichtberücksichtigung von Transferleistungen aus dem Risikostrukturausgleich

Um eine Optimierung der Mitteleinsätze angesichts knapper Ressourcen zu erreichen, reicht allerdings eine Input-Output-Betrachtung nicht aus (vgl. Stockmann, 2004, S. 37). Die folgende Abb. 4.8 macht deutlich, wie vielschichtig die Ebenen möglicher Evaluationen sind und wie schwierig ein fairer Vergleich solcher Maßnahmen ist. Sprechen wir von präventiven Interventionen, kann sich die Bewertung prinzipiell sowohl auf einzelne Komponenten (Output), auf Stärken und Schwächen der praktischen und organisatorischen Umsetzung (Process) als auch auf intendierende Effekte (Outcome) und kausal verursachte Gesundheitseffekte (Impact) beziehen.

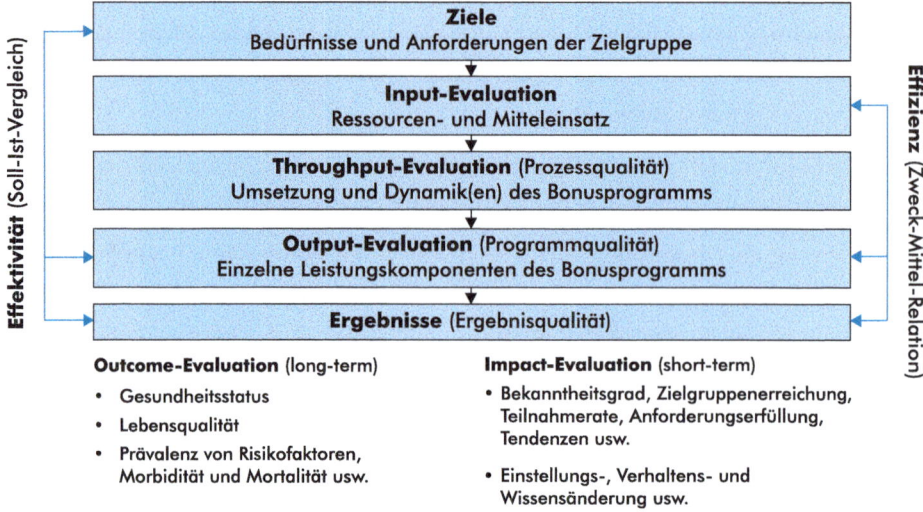

Abb. 4.8: Grobdarstellung verschiedener Evaluationsformen präventiver Bonusprogramme (vgl. Øvret-veit, 2002, S. 56)

Während die Wirksamkeit („effectiveness") den Grad der Zielerreichung (Output-Outcome-Verhältnis bzw. Effizienz-Ziel-Relation) widerspiegelt, bezieht sich die Effizienz („efficiency") auf das Verhältnis zwischen Input und Output (Programm-Ziel-Relation). Wichtig ist dabei, dass sich positive Gesundheitseffekte sowohl auf **interne Faktoren** (wie Wirkungen und Nebenwirkungen des jeweiligen Bonusmodells, Art und Effizienz der Durchführung, Auswahl der Anreize und Kriterien) als auch auf **externe Faktoren** (z. B. Kommunikation) beziehen können. Eine vertrauensvolle Kommunikation und die daraus resultierende Glaubwürdigkeit ist nicht nur bei Bonusprogrammen, sondern grundsätzlich (z. B. im Rahmen von IV, DMP) zwischen den Akteuren (Arzt-Patienten-Beziehung, Kassen-Versicherten-Beziehung etc.) von erfolgsrelevanter Bedeutung.

Erkenntnisse aus Studien haben gezeigt, dass z. B. für die Teilnahme an Früherkennungsmaßnahmen keine (monetären) Anreize, sondern in erster Linie die **Kommunikation** (z. B. telefonische Erinnerungen) ausschlaggebend waren. Zudem scheint die **Unterstützung der Kontextsteuerung** (vgl. Willke, 1995, S. 358 f.), sprich die Hilfe zur Selbsthilfe (z. B. durch **gesundheitsförderliche Kompetenzbildung** oder den **Abbau von finanziellen Barrieren**), für die verhaltensbezogene Risikomodifikation von Bedeutung zu sein. Eine Verhaltensqualifizierung steigert nicht nur die Selbstwirksamkeit der Individuen, sondern auch die intrinsische Motivation (vgl. Rosenstiel, 2003, S. 40 ff.). Problematisch an gesundheitsökonomischen Studien ist, dass gerade diese bedeutenden „weichen" Kriterien oft vernachlässigt werden (vgl. Oberender et al., 2006, S. 169).

Die folgende Tab. 4.4 soll Ihnen einen Überblick über das gesamte Wirkungsgefüge von z. B. präventiven Interventionen geben.

Tab. 4.4: Mögliche Einflussfaktoren auf den Erfolg präventiver Interventionen (vgl. Scherenberg/ Greiner, 2008, S. 47)

Rahmenbedingungen	
Externe Kontextfaktoren • Charakteristika potenzieller Teilnehmer (Alter, Geschlecht, Gesundheitszustand etc.) • Sozioökonomische Faktoren (Einkommen etc.) • Soziale und gesellschaftliche Faktoren (Umfeld, Arbeitsmarktlage etc.)	**Interne Kontextfaktoren** • Kundenorientierung • Service- und Unterstützungsmanagement • Beschwerdemanagement
Aktionsebene	
Gestaltungsfaktoren • Ausgestaltung des Bonusprogramms (oder auch von Interventionen) • Marketingmaßnahmen und Prozessmanagement im Rahmen der Intervention	
Zielebene	
Teilnahmespezifische Erfolgsfaktoren • Bekanntheitsgrad • Einschreibequote • Dauerhafte Teilnahmequote • Kundenzufriedenheit • Verhaltensänderung (kurz- und langfristig) • Eigenverantwortung (langfristig)	**Gesundheitsspezifische Erfolgsfaktoren** • Lebensqualitätssteigerung • Gesundheitsverbesserung • etc.

Die aktuelle Erfolgsmessung wird somit dadurch erschwert, dass mögliche Präventionseffekte, wie ein verändertes Gesundheitsverhalten, nur schwer von anderen, nicht kontrollierbaren Einflussfaktoren zu trennen sind. Denn bei gesundheitsökonomischen Evaluationen – z. B. im Rahmen von Bonusprogrammen (oder anderen präventiven Interventionen) – werden lediglich Einsparungen den Kosten gegenübergestellt. Da Outcome-Kriterien sowie mögliche ökonomische Einsparungseffekte durch eine Reduktion von Risikofaktoren erst nach vielen Jahren sichtbar werden, scheint der gesetzlich geforderte Betrachtungszeitraum der summativen Evaluation von drei Jahren beim BVA allerdings knapp bemessen (vgl. Kreis et al., 2003, S. 32).

Darüber hinaus ist anzumerken, dass bei der Nutzenbetrachtung die Konzentration auf klinische Surrogatparameter (wie Blutdruck oder Body-Mass-Index) oder gesundheitliche Outcomes (wie vermiedene Herzinfarkte, verhinderte Todesfälle oder gewonnene Lebensjahre) der Prävention nicht gerecht würde, da Präventionsinterventionen vielfältige Auswirkungen auch auf sozialer und psychischer Ebene von Menschen und ihrem sozialen Umfeld haben. Bei gesundheitsökonomischen Evaluation von Interventionen im Bereich der Prävention und Gesundheitsförderung sind daher möglichst alle Kosten- und Nutzenaspekte auf sozialer, psychischer und sozialer Ebene einzubeziehen.

Anzumerken ist, dass Vorsorgemaßnahmen zwar im Idealfall zu einer frühzeitigen Diagnose von Erkrankungen und damit zu einem günstigen und kürzeren Behandlungsverlauf führen. Allerdings entstehen für Diagnoseabklärung, ggf. die Behandlung sowie mögliche falsch-positive Früherkennungsbefunde kurzfristig erst einmal höhere Kosten. Daraus folgt, dass Einsparungen durch Gesundheits- und Früherkennungsuntersuchungen aus Sicht der Kassen aus zwei Gründen an ihre **Grenzen** stoßen (vgl. Ahrens, 2007, S. 52):

1. Die „neue" **Wettbewerbsordnung und Autonomie der Versicherten** (z. B. freie Kassenwahl) unterstellt kurzfristiges Handeln. Da die Erfolge von präventiven Interventionen aber nicht kurzfristig realisierbar sind, kann dies dazu führen, dass bei einem Wechsel die konkurrierende Kasse von möglichen Einsparungseffekten profitiert. Folglich werden ökonomische Präventionserfolge aus betriebswirtschaftlicher Perspektive erst spät oder z. B. durch Mitgliederabwanderungen sichtbar (vgl. Bödecker et al., 2005, S. 1).

2. Die Aktivitäten der Kassen konzentrieren sich in erster Linie auf **verhaltensorientierte Interventionen**. Verhältnisorientierte Ansätze (Settings: Schule, Unternehmen etc.) indes erfordern eine verstärkte Zusammenarbeit mit der Konkurrenz. Eine **verstärkte Zusammenarbeit jenseits des Kassenwettbewerbs** ist zwar im Bereich der Verminderung sozial bedingter Ungleichheit von Gesundheitschancen ausdrücklich vom Gesetzgeber gewünscht (§ 20 Abs. 1 SGB V), allerdings stößt eine kassenübergreifende Kooperation zur Stärkung setting- und populationsbezogener Projekte – angesichts der Wettbewerbsbedingungen – nur auf ein bedingtes Interesse (vgl. Ahrens, 2007, S. 52; Rosenbrock, 2002, S. 54). Das neue

Gesetz zur Stärkung der Gesundheitsförderung und der Prävention (PrävG) (vgl. auch www.immer-am-ball-bleiben.de) soll durch die verstärkte Zusammenarbeit unter den Akteuren hier Abhilfe schaffen.

Darüber hinaus ist anzumerken, dass im Rahmen von Bonusprogrammen sämtliche präventiven und gesundheitlichen Interventionen bonifiziert werden. Kassenübergreifend können hier mehr als 50 Bonifizierungskriterien (angefangen von der Organspende bis zum Vorsorge-Check-up) genannt werden (vgl. Scherenberg/Greiner, 2008, S. 145 f.). Hinsichtlich des Kosten-Nutzen-Verhältnisses der zugrundeliegenden Kriterien besteht noch erheblicher Forschungsbedarf. Das Institute of Medicine unterscheidet hier zwischen wirksamen („proven interventions") und theoretisch vielversprechenden („promising interventions") Präventionsinterventionen (vgl. Smedley/Syme, 2000, S. 9). Informationen über das genaue Kosten-Nutzen-Verhältnis und damit der gezielten gesundheitsförderlichen Steuerung liegen in den wenigsten Fällen vor. Der vollständige Impfschutz gilt aus gesundheitsökonomischer Sicht als besonders effizient. Während für Masern z. B. ein Kosten-Nutzen-Index von 1 : 32 angenommen wird, liegt der Kosten-Nutzen-Index für Polio-Impfungen sogar bei 1 : 90 (vgl. Reiter/Rasch, 2004, S. 8).

Außerdem zielen Gesundheitsförderung und Prävention in erster Linie darauf ab, das Verhalten und/oder das Wissen zu beeinflussen und informierte Entscheidungen sicherzustellen sowie nicht gesundheitliche Zielsetzungen wie die Reduzierung sozialer Ungleichheiten oder die Stärkung von Individuen (Stichwort: Empowerment) zu erreichen (vgl. Rothgang/Salomon, 2009, S. 352). Nicht intendierte Wirkungen können durch die Erhebung von objektiven (z. B. Bekanntheitsgrad, Teilnehmerraten) und subjektiven Kriterien (z. B. qualitative Befragungen) ermittelt werden und so zur dauerhaften Verbesserung der Inanspruchnahme von präventiven Interventionen beitragen.

Prinzipiell kann nach der zeitlichen Dimension eine Bewertung formativ (programmbegleitend, aktiv gestaltend bzw. prozessorientiert) und/oder summativ (bilanzierend, zusammenfassend bzw. ergebnisorientiert) erfolgen (vgl. Bortz/Döring, 2006, S. 110). Gesundheitsökonomische Evaluationen stellen aufgrund der Komplexität der Wirkungszusammenhänge nur eine Evaluationsform dar, die aufgrund knapper Mittel immer mehr an Bedeutung gewinnt. Um allerdings eine Verbesserung nicht nur der Effizienz, sondern auch der Effektivität zu erreichen, ist eine verstärkte, nachfrageorientierte Sichtweise zur Sicherung der dauerhaften Akzeptanz von präventiven Interventionen notwendig.

MERKSATZ

Klassisch – respektive im Bereich Public Health – unterteilt man Evaluation in **Process- bzw. Throuput-, Impact-** und **Outcome-Evaluation**. Diese Unterscheidung bezieht sich auf die jeweils verwendeten Daten: Prozessdaten, erwartbare und nicht erwartbare Ergebnisse. Aufgrund der Zeitdimension werden Outcome-Kriterien (= Ergebnis, Resultat) oft auch als „long-term-measures" und Impact-Kriterien (= Wirkung, Einfluss) als „short- oder middleterm-measures" bezeichnet (vgl. Girgis, 1998, S. 110).

4.4 Bewertung von gesundheitsökonomischen Evaluationen

Wenn Sie Studienergebnisse von gesundheitsökonomischen Evaluationen lesen, so sollten Sie wissen, dass auch diese mitunter unterschiedliche Qualitäten aufweisen können. Mögliche Mängel können jedoch einen erheblichen Einfluss auf das Kosten-Nutzen-Verhältnis zulasten der eigentlich kosteneffektiveren Alternative haben (vgl. Busse, 2008, S. 219). Aus diesem Grund soll Ihnen die folgende Checkliste dabei helfen, gesundheitsökonomische Evaluationen kritisch zu reflektieren und eine Bewertung dieser vorzunehmen.

Tab. 4.5: Bewertung gesundheitsökonomischer Evaluationen (Busse, 2008, S. 219 f.)

Checkliste für die Bewertung einer gesundheitsökonomischen Evaluation

A. Sind die Ergebnisse valide?

- Handelt es sich um eine vollständige gesundheitsökonomische Evaluation?
  - Wurde die Perspektive der Analyse dargelegt? War diese ausreichend breit?
  - Wurde ein Vergleich zwischen verschiedenen Interventionsalternativen unternommen? Wurden relevante Alternativen verglichen?
- Wurden Kosten und Effekte adäquat gemessen und bewertet?
  - Wurde die klinische Wirksamkeit anhand aussagekräftiger und validierter Parameter gemessen?
  - Sind eventuelle Annahmen bezüglich der klinischen Wirksamkeit nachvollziehbar?
  - Wurden Mengen und Preise getrennt erhoben? Wurden die Ressourcen vollständig und hinreichend genau erfasst (d. h. nicht nur geschätzt, sondern individuell gemessen)? Wurden die Ressourcen nachvollziehbar mit adäquaten Preisen bewertet?
- Wurde eine geeignete analytische Methode gewählt?
  - Wurden Sensibilitätsanalysen zur Beurteilung des Einflusses verschiedener Annahmen auf die Ergebnisse durchgeführt?
- Wurden die Unterschiede in den Kosten und Effekten für verschiedene Risiko- bzw. Subgruppen analysiert?

B. Wie sind die Ergebnisse?

- Wie groß und relevant sind die Unterschiede in Kosten und Effekten zwischen den Alternativen? Ist eine Alternative sowohl kostengünstiger als auch wirksamer (d. h. „dominant")? Falls nein, wie groß ist die Kosten-Wirksamkeit bzw. der Kosten-Nutzwert?
- Wie ändern sich die Ergebnisse in der Sensitivitätsanalyse?
- Gibt es Unterschiede zwischen Subgruppen?
- Rechtfertigen die Ergebnisse die Kosten, d. h. liegt die Kosten-Wirksamkeit bzw. der Kosten-Nutzwert unterhalb eines akzeptierten Wertes?

C. Sind die Ergebnisse übertragbar?

- Ist eine ähnliche Wirksamkeit bzw. ein ähnlicher Nutzwert der Therapie in der betrachteten (z. B. deutschen) Umgebung zu erwarten?
  - Wurde ein breites Patientenkollektiv in die Studie eingeschlossen?
  - Sind die in der Studie durchgeführten sonstigen Interventionen (einschließlich z. B. Begleitmedikation) vergleichbar mit der eigenen Praxis?
  - Sind ähnliche Kosten zu erwarten?
  - Ist das Mengengerüst vergleichbar?
  - Sind die Preise vergleichbar?

ÜBUNG 4.4

Suchen Sie sich im Internet eine gesundheitsökonomische Studie Ihrer Wahl und reflektieren Sie kritisch die einzelnen Punkte.

In Anlehnung an die Evidenzhierarchien von Wirksamkeitsstudien, die Sie im Kap. 2.3 kennengelernt haben, wurde vom NHS Centre for Reviews and Dissemination eine Evidenzhierarchie für Kosten-Wirksamkeits-Studien herausgegeben (vgl. Abb. 4.9).

Stärkste Evidenz	Level	Beschreibung
	1	Evaluation von relevanten alternativen Interventionen, die **alle wichtigen Outcomes** mit den adäquat gemessenen Kosten vergleicht und **eine Sensitivitätsanalyse** beinhaltet.
	2	Evaluation von relevanten alternativen Interventionen, die eine **begrenzte Anzahl der Outcomes mit den adäquat gemessenen Kosten** vergleicht und **eine Sensitivitätsanalyse** beinhaltet.
	3	Evaluation von relevanten alternativen Interventionen, die **alle wichtigen Outcomes mit <u>nicht</u> adäquat gemessenen Kosten** vergleicht und eine Sensitivitätsanalyse beinhaltet.
	4	Evaluation **ohne Sensitivitätsanalyse**
Schwächste Evidenz	5	**Expertenmeinung** ohne eine kritische Bewertung, welche auf einer ökonomischen Theorie basiert.

Abb. 4.9: Klinische Evidenz (NHS Centre for Reviews and Dissemination, 2001, S. 16)

Anzumerken ist, dass die beschriebene Evidenzhierarchie noch nicht in dem Maße etabliert ist, wie die Evidenzhierarchie von Wirksamkeitsstudien. Der Grund hierfür liegt in der fehlenden Standardisierung. So unterscheiden sich die einzelnen Studien markant hinsichtlich der zugrunde liegenden Datenquellen für die Wirksamkeit sowie hinsichtlich der Kosten, sodass eine klare Einordnung in eine Hierarchiestufe nicht möglich ist.

Zusammenfassung

Das Ziel von gesundheitsökonomischen Evaluationen ist zu ermitteln, wie viel Nutzenzuwachs mit welchen zusätzlichen Kosten verbunden ist. Das Resultat solcher Studien ist in der Regel ein monetäres Ergebnis, das auch von Nichtexperten leicht nachvollzogen werden kann. Dies setzt bei der Durchführung voraus, dass bestimmte Prinzipien eingehalten werden. Mithilfe von entscheidungsanalytischen Verfahren (Diskontierung, Modellierung, Sensitivitätsanalyse etc.) wird zudem versucht, Unsicherheiten bestimmter Parameter – die immer auftreten – einzubeziehen und so sichtbar zu machen. Dennoch unterliegen gesundheitsökonomische Evaluationen methodischen und ethischen Grenzen. Gerade im Bereich der Prävention und Gesundheitsförderung besteht noch dringender Handlungsbedarf, um die Effektivität und Effizienz unterschiedlicher Maßnahmen sichtbar zu machen.

Aufgaben zur Selbstüberprüfung

Aufgabe 4.1

Nennen Sie die Grenzen der gesundheitsökonomischen Evaluation.

Aufgabe 4.2

In welchen Fällen sollen Sensitivitätsanalysen durchgeführt werden und welche Ziele verfolgt die Sensitivitätsanalyse?

Aufgabe 4.3

Erklären Sie den Unterschied zwischen Markov-Analysen und Entscheidungsbaummodellen.

Schlussbetrachtung

Zusammenfassend können wir festhalten, dass gesundheitsökonomische Evaluationen zwar kein Patentrezept für die Bewältigung der zunehmenden Knappheitssituation darstellen. Allerdings liefern sie Entscheidungsträgern wichtige Informationen zur Wirtschaftlichkeit von medizinischen Interventionen.

Die zunehmende Ressourcenknappheit stellt somit die Triebfeder der anhaltenden Verbreitung von gesundheitsökonomischen Evaluationen dar. Eine der Kernaufgaben der Gesundheitsökonomie besteht in diesem Zusammenhang darin, geeignete Evaluationsmethoden zu entwickeln bzw. die bestehenden Evaluationsmethoden an die spezifischen Gegebenheiten des Gesundheitswesens anzupassen.

Gerade die monetären Bewertungen gesundheitsbezogener Ergebnisse (verlängertes Leben, höhere Lebensqualität usw.) werden dabei methodisch wie auch ethisch als schwierig angesehen, daher wurden bereits unterschiedliche Methoden entwickelt, die versuchen, monetäre sowie natürliche Nutzenparameter und Kosten gegenüberzustellen. Denn medizinische Interventionen können sowohl positive (erwünschte) als auch negative (unerwünschte) Folgen nach sich ziehen.

Eine Methode, die sich daher jüngst ebenfalls mit den unerwünschten Folgen beschäftigt, ist die Kosten-Konsequenz-Analyse (auch Kosten-Folgen-Analyse). Diese neuere Methode stellt Kostenarten und ihre Konsequenzen (z. B. verbesserte Versorgungsleistung, geringere Fehlerrate, Lebensqualität) tabellarisch gegenüber. Die Gegenüberstellung wird allerdings nicht als Quotient (wie bei der Kosten-Effektivitäts- oder Kosten-Nutzwert-Analyse) dargestellt, sondern ist in der Regel eher eine quantitative Betrachtungsweise, bei der eine eindeutige Schlussfolgerung schwer möglich ist. Nichtsdestotrotz erhalten die Entscheidungsträger auf diesem Wege einen wichtigen Überblick über die Vielzahl möglicher Kombinationen von Kosten und Konsequenzen (vgl. Lüngen, 2007, S. 7).

Wir haben auch gesehen, dass die fehlende Standardisierung gesundheitsökonomischer Evaluationen ein Hemmnis darstellt. Die meisten ökonomischen Bewertungen aus gesellschaftlicher Perspektive schließen die Kosten und Nutzen unabhängig davon, wo und bei wem sie anfallen, in die Studie ein. Diese Perspektive berücksichtigt keine Verteilung von Kosten und Nutzen. Da allerdings innerhalb der Gesellschaft der Nutzen einer Intervention nicht allen gleichmäßig zufällt – z. B. profitieren von Gesundheitsförderungs- oder Präventionsmaßnahmen häufig jene, die bereits ohnehin (sozialökonomisch) begünstigt sind – müssen immer auch Gerechtigkeitsaspekte berücksichtigt werden. Somit sind neben ökonomischen Zielen ebenso ethische Fragen nach Gerechtigkeit und Chancengleichheit im Gesundheitswesen gefragt. Die schwierige Aufgabe, ökonomische und ethische Aspekte miteinander zu vereinen, kann als eine der wichtigsten Herausforderungen angesehen werden.

Eine besondere Bedeutung dabei haben Health Technology Assessments (HTA), denn diese umfassenden Bewertungen neuerer – aber auch existierender – Technologien oder medizinischer Verfahren schließen medizinische, physikalische, biologische, soziale, ethische, juristische sowie ökonomische Aspekte mit ein. HTAs liegen deutlich im internationalen Trend. Mit ihnen ist insbesondere die Hoffnung verbunden, eine Evidenzbasierung auch von Erstattungsentscheidungen zu erreichen, die zwangsläufig die Bedeutung von gesundheitsökonomischen Evaluationen fördert (vgl. Schulenburg/Greiner, 2007, S. 262).

Die Akzeptanz gesundheitsökonomischer Evaluationen sowie daraus resultierend von HTA-Berichten wird nicht unwesentlich von der Weiterentwicklung der Methoden im Hinblick auf die Qualität sowie Vergleichbarkeit und Übertragbarkeit von Studienergebnissen abhängen. Eine Weiterentwicklung und Standardisierungen der Methoden stellen hier erste Schritte in die richtige Richtung dar. Allerdings bedürfen einheitliche Richtlinien zur Optimierung der Vergleichbarkeit von Studienergebnissen immer wieder der Reflexion und sind angesichts neuester Forschungserkenntnisse immer wieder zu hinterfragen und zu überarbeiten (vgl. Greiner, 2006, S. 373). Dies setzt ein gemeinsames Verständnis hinsichtlich der Zielsetzung und des Zwecks von gesundheitsökonomischen Evaluationen bei allen Akteuren voraus.

Das IQWIG plant, seine ersten HTA-Berichte im Jahr 2018 zu veröffentlichen – was zeigt, dass die ganzheitliche Perspektive von HTA-Berichten auch hierzulande an Akzeptanz gewonnen hat. Mit der Einführung des GKV-Modernisierungsgesetzes konnte das IQWIG das DIMDI bereits mit der Publikation von HTA-Berichten beauftragen.

Anhang

Bearbeitungshinweise zu den Übungen

Übung 1.1

Evaluationen werden in der Regel von hoch motivierten Ärzten und Patienten und nicht selten in Universitätskliniken durchgeführt. Dies wirkt sich auf die Ergebnisse der klinischen Daten und damit auch auf die gesundheitsökonomische Evaluation aus. Klinische Ergebnisse im Alltag entstehen unter anderen Bedingungen. Hier sind die Motivation sowie die Compliance der Patienten oft geringer und die technische sowie personelle Ausstattung schlechter als in einer Universitätsklinik.

Übung 1.2

Bei gesetzlichen Zuzahlungen beteiligen sich die gesetzlich Versicherten an den allgemeinen Gesundheitskosten. Beispielsweise müssen Versicherte für ihre Versorgung bei Hilfsmitteln, die zum Verbrauch bestimmt sind, 10 % der Kosten pro Verbrauchseinheit selbst tragen – maximal 10 € pro Monat (unabhängig vom Preis des jeweiligen Produktes). Um finanzielle Überforderungen zu vermeiden, wurden Belastungsgrenzen eingeführt. Versicherte die 2 % des verfügbaren Haushaltsbruttoeinkommens (1 % bei schwerwiegend chronisch Kranken) zugezahlt haben, sind für den Rest des Jahres von der Zuzahlung befreit. Seit dem 01.01.2005 gelten für Hilfsmittel einheitliche Festbeträge, die die Obergrenze, bis zu welcher Höhe die GKV Kosten z. B. für ein verordnetes Hilfsmittel übernimmt, festlegen. Ist der Produktpreis höher als der Festbetrag, ist die Differenz von den Versicherten – als wirtschaftliche Aufzahlung – selbst zu zahlen.

Übung 1.3

Komplett:	Alles, was im Leistungskatalog nicht enthalten ist bzw. gestrichen wurde (z. B. Brillen).
Teilweise:	Alles, was unter den Bereich Selbstbeteiligung, Zuzahlung fällt, z. B. Hilfsmittel.

Übung 1.4

Quadranten I: Kernspintomografie/Computertomografie vs. Röntgendiagnostik. Die Kernspintomografie und die Computertomografie sind im Vergleich zur Röntgendiagnostik ca. fünfmal so teuer, allerdings genauer in der Darstellung.

Quadranten III: Kondom vs. Antibabypille. Kondome sind – was den reinen Aspekt der Verhütung anbelangt – kostengünstiger als die Antibabypille, allerdings weist der Einsatz von Kondomen im Vergleich zur Antibabypille eine geringere Wirksamkeit (ausgedrückt im sogenannten Pearl-Index) auf.

Übung 2.1

- Rehabilitation (Rehabilitationseinrichtungen)
- Betriebliche Gesundheitsförderung (Unternehmen)
- Angehörige

Übung 2.2

Direkte Kosten: Behandlungs- bzw. Therapiekosten (Arzt), Untersuchungskosten (Röntgen), Arzneimittelkosten, Kosten für Rehabilitation

Indirekte Kosten: Kosten für Arbeitsunfähigkeit, Frühverrentung, Haushaltshilfe

Übung 2.3

Die folgende Übersicht gibt Ihnen einen Aufschluss über die wichtigsten öffentlich zugänglichen nationalen und internationalen Datenquellen.

Tab. A.1: Mögliche nationale und internationale Datenquellen

Beispiele öffentlicher Datenquellen:	
Nationale Datenquellen	
Informationen zur Gesundheitsausgabenrechnung, Gesundheitspersonalrechnung, Krankheitskostenrechnung, Fragen zur Gesundheit (Mikrozensus), Schwangerschaftsabbruchstatistik, Krankenhausstatistik, Todesursachenstatistik, Meldepflichtige Krankheiten, Sterbetafel, Gehalts- und Lohnstrukturerhebung, Bevölkerung/Erwerbstätigkeit des Statistischen Bundesamtes	www.destatis.de Gesundheitsberichterstattung des Bundes www.gbe-bund.de
Statistiken zur gesetzlichen Krankenversicherung und Pflegeversicherung, Statistisches Taschenbuch Gesundheit des Bundesministeriums für Gesundheit und Soziales	www.bmg.bund.de
Statistiken aus dem Krankenhauswesen (Broschüre „Zahlen, Daten, Fakten") der deutschen Krankenhausgesellschaft	www.dkgev.de
Statistiken zu Reha und Rente der deutschen Rentenversicherung	www.deutsche-rentenversicherung-bund.de
NRW-Krebsregister	www.krebsregister.nrw.de
Robert Koch-Institut	www.rki.de
Statistiken zu Leistungskatalogen	www.ebm-netzwerk.de www.bundesaerztekammer.de
Internationale/Europäische Datenquellen	
Gesundheitsdaten von 30 Ländern im Vergleich (z. B. OECD Health Data 2009: Statistics and Indicators for 30 Countries) der OECD	www.oecd.org/health/healthdata
Gesundheitsdaten der WHO (z. B. „Health for all")	www.who.org
Informationssystem der sozialen Sicherung (MISSOC – Mutual Information System on Social Protection in the Member States of the European Union)	ec.europa.eu/employment_social/spsi/missoc_de.htm
Struktur und Finanzdaten der Internationalen Arbeitsorganisation (ILO)	www.ilo.org
Struktur- und Finanzdaten der Europäischen Union (EUROSTAT)	epp.eurostat.ec.europa.eu

Einen umfangreichen Überblick über die Datenlage im Gesundheits- und Sozialwesen bieten z. B. Pfaff und Langer in ihrem Paper, das unter www.wiwi.uni-augsburg.de/vwl/institut/paper/208.pdf (16.08.2016) einsehbar ist.

Übung 3.1

- Kosten für die Entgeltfortzahlung
- Kosten für den Produktivitätsausfall
- Kosten für die Krankheitsvertretung
- Kosten für nicht realisierte Umsätze
- Kosten für nicht genutztes Anlagevermögen

Übung 3.2

Ein praxisbezogenes Beispiel für den Einsatz einer Kosten-Minimierungs-Analyse stellt die Bewertung von zwei Arzneimitteln (z. B. Markenpräparat und Generikum) oder die Bewertung der Nierentransplantation mit der Dialyse dar. Aber auch bei einem Kostenvergleich zwischen verschiedenen Krankenhäusern, bei denen angenommen wird, dass die im Rahmen der stationären Behandlung erbrachten Leistungen gleich sind, findet diese Studienform Anwendung.

Übung 3.3

Dies können z. B. sein:
- gewonnene symptomfreie Tage
- gewonnene Arbeitstage
- Anzahl vermiedener Tumore
- Anzahl vermiedener Herzinfarkte
- Anzahl vermiedener Magengeschwüre
- Veränderungen des Blutdrucks

Übung 4.1

Mithilfe von Sensitivitätsanalysen soll die Stabilität der Entscheidung überprüft werden und es sollen Einflussfaktoren identifiziert werden, die das Ergebnis stark beeinflussen können. Während bei der einfachen Sensitivitätsanalyse (univariante Sensitivitätsanalyse) nur ein Einflussfaktor betrachtet wird, untersuchen multivariante Sensitivitätsanalysen mehrere Faktoren, um letztlich die Auswirkungen aus dem Zusammenspiel unterschiedlicher Variablen analysieren zu können und den Bedarf für präzisere Untersuchungen zur Fundierung aufzudecken.

Übung 4.2

Bei HIV-Infektionen kommen Markov-Analysen zum Tragen, da sich der Verlauf der Krankheit im Laufe der Zeit verändern kann und relevante (klinische) Ereignisse mehrfach auftreten können.

Übung 4.3

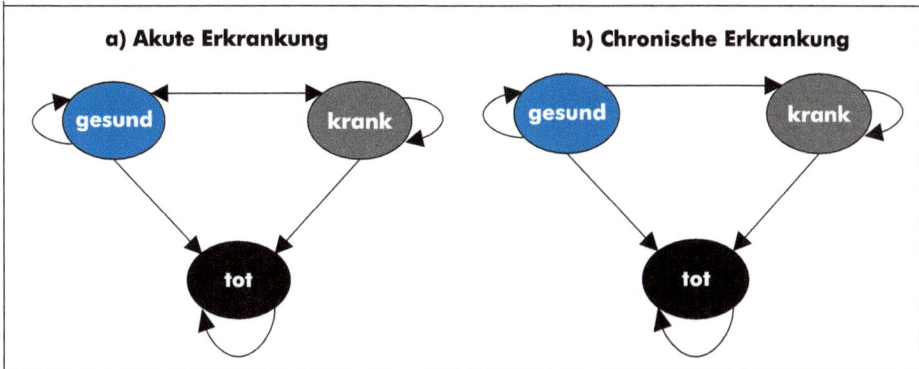

Abb. A.1: Beispiel Blasendiagramm (Bei b) existiert kein Rückpfeil zwischen „krank" und „gesund", da davon ausgegangen wird, dass chronische Erkrankungen nicht heilbar sind und der Patient ein Leben lang seinen Alltag darauf ausrichten muss, z.B. bei Diabetes mellitus.)

Übung 4.4

Für die Recherche gesundheitsökonomischer Studien können z. B. folgende Datenbanken herangezogen werden:

DIMDI	www.dimdi.de
PubMed	www.pubmed.gov
CRD	www.crd.york.ac.uk/crdweb/
AWMF Datenbank	www.awmf-online.de
National Guideline Clearinghouse	https://guideline.gov/
Cochrane Library	www.cochrane.com
CINAHL	www.ebscohost.com/cinahl/
Freemedical Journals	www.freemedicaljournals.com
Medline	https://www.nlm.nih.gov/
NHS Centre for Reviews and Dissemation	www.york.ac.uk

Lösungen der Aufgaben zur Selbstüberprüfung

Aufgabe 1.1

Angebotsseite:

- medizinisch-technischer Fortschritt
- Leistungsausweitung durch angebotsinduzierte Nachfrage

Nachfrageseite:

- Veränderung der Bevölkerungsstruktur und damit Zunahme von älteren Patienten mit mehreren Krankheiten (Multimorbidität)
- Veränderung des Krankheitsspektrums (mehr chronische Krankheiten)
- gestiegene Anspruchshaltung der Bevölkerung
- umfassender Versicherungsschutz

Aufgabe 1.2

- a) Rationalisierung
- b) Priorisierung
- c) Rationierung
- d) Kostenverlagerung

Aufgabe 1.3

Die Effizienz wird als Maß für den Mitteleinsatz verstanden, während die Effektivität als Maß für die Wirksamkeit gewertet werden kann. Folglich setzt die Effizienz die eingesetzten Mittel in Relation zu den erbrachten Leistungen (Wirksamkeit). Hingegen wird bei der Effektivität der erreichte Nutzen der medizinischen Intervention mit dem angestrebten Ziel verglichen.

Aufgabe 1.4

Rationierung stellt die Vorenthaltung von medizinischen Maßnahmen aus Knappheitsgründen dar. Unter Rationalisierung werden hingegen alle Maßnahmen subsumiert, mit denen Wirtschaftlichkeitsreserven ausgeschöpft werden sollen, sprich Maßnahmen zur Effektivitäts- und Effizienzsteigerung.

Aufgabe 2.1

- volkswirtschaftliche Perspektive
- Perspektive der Leistungserbringer
- Perspektive der Leistungsträger
- Perspektive der Leistungsempfänger

Aufgabe 2.2

Kosten und Nutzen stellen die elementaren Elemente gesundheitsökonomischer Evaluation dar. Kosten bezeichnen dabei den bewerteten Ressourcenverbrauch, der bei der Erbringung/Verwertung der medizinischen Intervention in einem bestimmten Zeitraum anfällt. Nutzen hingegen stellen die Wirkungen und Ergebnisse – die in Verbindung mit der Wiederherstellung der Gesundheit auftreten – dar, die mit der medizinischen Intervention erzielt wurden.

Aufgabe 3.1

a) Kosten-Effektivitäts-Analyse
b) Medikament A

Berechnung (Marginalanalyse):

Medikament A = (K_1/W_1) = (5.000/5) = 1.000,00 € pro Schlaganfall
Medikament B = (K_2/W_2) = (20.000/25) = 800,00 € pro Schlaganfall

Berechnung (inkrementelle Analyse/ICER):

ICER: (Kosten B – Kosten A) / (Effektivität B – Effektivität A)
ICER: (20.000 – 5.000) / (25 – 5)
ICER: 375,00 € pro verhindertem Schlaganfall

Während Medikament A 1.000,00 € pro Schlaganfall kostet, verursacht Medikament B 800,00 € pro Schlaganfall. Die Verbesserung der Wirksamkeit durch Medikament B im Vergleich zu Medikament A beläuft sich auf 375,00 € pro zusätzlich verhindertem Schlaganfall.

Aufgabe 3.2

Die Ergebnisse von Kosten-Nutzwert-Analysen, die auf dem QALY-Konzept beruhen, können in auf- oder absteigender Reihenfolge zu einer (Rang-)Liste (League-Tabelle) zusammengestellt werden. Diese Liste kann als Entscheidungshilfe zur Optimierung der Verteilung der Mittel genutzt werden. Kritisch anzumerken ist, dass

- quantitative (Lebensjahre) und qualitative (Lebensqualität) als Aspekte der Gesundheit zusammengefasst werden.

- QALYs zu jedem Alter den gleichen Wert haben.

- keine komplette Erfassung sämtlicher Krankheiten mit allen denkbaren Schweregraden möglich ist und

- daraus mitunter falsche Signale ausgesendet werden.

Aufgabe 3.3

Kosten-Nutzen-Analyse, Kosten-Nutzwert-Analyse, Kosten-Effektivitäts-Analyse

Aufgabe 3.4

Kosten-Minimierungs-Analysen sind faktisch zwei separate Kostenanalysen, die miteinander verglichen werden. Der Nutzen der Maßnahme ist gleich.

Bei der Kosten-Nutzen-Analyse findet nur eine Berechnung statt, bei der die Kosten zweier Maßnahmen miteinander verglichen werden. Darüber hinaus werden bei der Kosten-Nutzen-Analyse alle Nutzenaspekte (auch die intangiblen) miteinander verglichen. Bei der Kosten-Minimierungs-Analyse wird in der Regel der intangible Nutzen monetär berücksichtigt.

Aufgabe 4.1

- Mangel an einheitlichen Standards und methodischer Vergleichbarkeit der Studien

- mangelnde Berücksichtigung der Bedürfnisse/Gegebenheiten unterschiedlicher Populationsgruppen (z. B. Kinder)

- Vernachlässigung weicher/emotionaler Faktoren und langfristiger Nutzeneffekte

- Forschung hängt aufgrund der enormen Vielfalt medizinischer Interventionen und der immer rasanteren Weiterentwicklung immer hinterher

- geringe Wertschätzung des Lebens allgemein/keine Berücksichtigung des Freizeitnutzens

- mangelnde Akzeptanz bei Entscheidern (z. B. Ärzte)

Aufgabe 4.2

Sensitivitätsanalysen werden durchgeführt, um Ergebnisse auf ihre Robustheit zu überprüfen und kritische Annahmen zu identifizieren. Die Sensitivitätsanalyse ist ein geeignetes Instrument, um Unsicherheiten einschätzen zu können. Variablen, die einen großen Einfluss auf das Ergebnis haben, können aufgespürt werden. Das Ziel der Sensitivitätsanalyse ist, a) weiteren Forschungsbedarf aufzudecken, b) die Stabilität der Entscheidung zu prüfen, c) Parameter, die großen Einfluss auf das Ergebnis haben, zu identifizieren.

Aufgabe 4.3

Entscheidungsbaummodelle eignen sich für eher einfache Entscheidungsprobleme mit kurzem Zeithorizont, während bei eher komplexen Entscheidungsproblemen mit langem Zeithorizont Markov-Modelle angewendet werden sollten.

Abkürzungsverzeichnis

AMNOG	Arzneimittelmarktneuordnungsgesetz
AWMF	Arbeitsgemeinschaft der Wissenschaftlich Medizinischen Fachgesellschaften
BSP	Bruttosozialprodukt
CBA	cost-benefit-analysis
CEA	cost-effectiveness-analysis
CMA	cost-minimization-analysis
COI	cost-of-illness-analysis
CUA	cost-utility-analysis
DIMDI	Deutsches Institut für medizinische Dokumentation und Information
DRG	Diagnosis Related Groups
EbM	Evidence based medicine
G-BA	Gemeinsamer Bundesausschuss
GG	Grundgesetz
GKV	gesetzliche Krankenversicherung
GOÄ	Gebührenordnung für Ärzte
HIV	Human immunodeficiency virus
HTA	Health Technology Assessment
ICER	incremental cost-effectiveness-ratio
IQWiG	Institut für Qualität und Wirtschaftlichkeit im Gesundheitswesen
KVG	Krankenversicherungsgesetz (Schweiz)
LQ	Lebensqualität
OECD	Organisation for Economic Cooperation and Development
PKV	private Krankenversicherung
QALY	quality-adjusted life year
RKI	Robert Koch-Institut
RS	Rating-Scale-Verfahren
SG	Standard-Gamble-Verfahren
SGB	Sozialgesetzbuch
SpiBu	Spitzenverband Bund der Krankenkassen
SVRfKAiG	Sachverständigenrat für Konzertierte Aktion im Gesundheitswesen
TTO	Time-Trade-off-Verfahren
VAS	visuelle Analogskala
WHO	World Health Organization
ZEKO	Zentrale Ethikkommission bei der Bundesärztekammer

Glossar

Beitragsbemessungsgrenze

Die Beitragsbemessungsgrenze stellt die Grenze dar, bis zu der das Bruttoeinkommen der Beitragsrechnung für die Sozialversicherungsbeiträge unterliegt.

Bias

Ein Bias stellt einen systematischen Fehler dar, der zur Verzerrung von Studienresultaten führt.

DIMDI

Das DIMDI (Deutsche Institut für Medizinische Dokumentation und Information) ist eine nachgeordnete Behörde des Bundesministeriums für Gesundheit. In ihren Zuständigkeitsbereich gehört die Herausgabe von amtlichen Klassifikationen und Nomenklaturen (z. B. ICD-10-GMS) sowie die Betreuung und Pflege eines datenbankgestützten Informationssystems für Arzneimittel, Medizinprodukte und HTAs.

DRG

Die sogenannten Diagnosis Related Groups (diagnosebezogenen Fallgruppen) stellen ein Patientenklassifikationssystem dar, das die Behandlung anhand von klinisch orientierten Schemata in Relation zu den Ressourcen setzt. Den daraus resultierenden stationären Krankenhausbehandlungen wird per System ein pauschalisierter Preis zugeordnet, der sich am durchschnittlichen Behandlungsaufwand orientiert.

Effektivität

Effektiv sind medizinische Interventionen dann, wenn sie das angestrebte formale Ziel erreichen bzw. wirksam sind.

Effizienz

Effizient sind medizinische Interventionen dann, wenn sie ein vorgegebenes Ziel mit einem möglichst geringen Ressourceneinsatz erreichen (Minimalprinzip), oder die Wirksamkeit bei vorgegebenem Mitteleinsatz maximiert wird (Maximalprinzip).

Empowerment

Als Empowerment wird die Stärkung der Kompetenz und Selbstbestimmung über die eigene Gesundheit verstanden. Empowerment ist eine der zentralen Aufgaben von Prävention und Gesundheitsförderung.

Entscheidungsanalyse

Die Entscheidungsanalyse ist ein systematischer Ansatz zur Entscheidungsfindung unter Unsicherheit. Struktur und Ablauf inkl. möglicher Ereignisse sowie die dazugehörigen Wahrscheinlichkeiten und Konsequenzen werden mithilfe von unterschiedlichen Verfahren (Markov-Modell, Entscheidungsbaum) dargestellt.

Entscheidungsbaum	Mit dem Entscheidungsbaum wird die zeitliche und logische Struktur eines Entscheidungsproblems dargestellt.
Evaluation	Unter Evaluation wird die Bewertung eines Produktes, Prozesses oder Programms verstanden.
Evidenz, externe	Wissen aus Studien, die nicht selbst durchgeführt wurden.
Evidenz, interne	Wissen aus eigenen Erfahrungen
Exposition	Exposition stellt das Ausmaß eines exogenen Einflussfaktors auf ein Individuum dar.
Gesundheitsausgaben	Unter Gesundheitsausgaben werden alle Kosten zusammengefasst, die von Organisationen (Krankenkassen etc.) und Individuen bereitgestellt werden, um die erforderliche Gesundheitsleistung durchzuführen.
Gesundheitsindikatoren	Gesundheitsindikatoren sind Maße, mit denen Gesundheits- und Krankheitsphänomene erfasst und beschrieben werden (z. B. Mortalität, Morbidität). Diese Messungen stellen die Basis für die Gesundheitsberichterstattungen dar.
Health Technology Assessment	Health Technology Assessments (HTAs) stellen die systematische Bewertung von – im weitesten Sinne – medizinischen Technologien dar. HTAs sollen Entscheidungen in Politik und Praxis unterstützen. Hierzu werden unterschiedliche Methoden verwendet und u. a. systematische Übersichtsarbeiten erstellt.
Inzidenz	Anzahl neuer Erkrankungen innerhalb einer festgelegten Zeitspanne, z. B. innerhalb eines Jahres.
IQWiG	Das IQWiG (Institut für Qualität und Wirtschaftlichkeit im Gesundheitswesen) ist ein unabhängiges Institut, das im Auftrag des G-BA als oberstes Beschlussgremium der gemeinsamen Selbstverwaltung tätig ist. Zu den Aufgaben des IQWiG gehört es, den medizinischen Nutzen, die Qualität und die Wirtschaftlichkeit von diagnostischen und therapeutischen Leistungen wissenschaftlich zu bewerten und Ärzte und Patienten über diese Ergebnisse zu informieren.
Kohortenstudie	Studiendesign, bei dem zwei Gruppen von Patienten (Kohorten), von denen eine der interessierenden Intervention oder Exposition ausgesetzt ist und die andere nicht, über einen bestimmten Zeitraum beobachtet werden, um zu ermitteln, ob und in welcher Kohorte interessierende Ereignisse vorliegen.

Kosten-Effektivitäts-Analyse

Die Kosten-Effektivitäts-Analyse stellt eine Bewertung dar, bei der zwei oder mehrere medizinische Interventionen in „Kosten pro Einheit" verglichen werden. Das Ergebnis wird z. B. in „Kosten pro gerettetes Leben" dargestellt.

Kosten-Minimierungs-Analyse

Bei der Kosten-Minimierungs-Analyse werden nur die Kosten von medizinischen Interventionsalternativen miteinander verglichen. Unterstellt wird, dass Interventionsalternativen gleiche Effekte aufweisen.

Kosten-Nutzen-Analyse

Kosten-Nutzen-Analysen stellen Bewertungen dar, bei denen die Kosten für eine Intervention mit den wirtschaftlichen Vorteilen der Intervention verglichen werden, und zwar jeweils in Geldwerten. Dabei wird die Änderung des Gesundheitszustandes einem Geldwert zugeordnet, um den monetären Wert einer Intervention auszudrücken.

Kosten-Nutzwert-Analyse

Kosten-Nutzwert-Analysen stellen Bewertungen dar, in der die Ergebnisse nach „sozialen" Faktoren berechnet werden (z. B. QALY). Hierfür werden alle Wirkungen einer Maßnahme wie Lebensverlängerung oder Änderung des Gesundheitszustandes gewichtet und in einem Index zusammengefasst.

Krankheitskostenanalyse

Gesundheitsökonomischer Evaluationstyp, bei dem ausschließlich die Kosten i. d. R. einer spezifischen Krankheit (bezogen auf eine bestimmte Region oder Population) betrachtet werden.

Lebensqualität

Unter gesundheitsbezogener Lebensqualität werden alle mit Krankheit und Gesundheit in Verbindung stehenden Komponenten der Lebensqualität zusammengefasst. Sie umfassen körperliche, seelische sowie soziale Aspekte des menschlichen Befindens.

Markov-Analyse

Mathematisches Modell der Entscheidungsanalyse, das angewendet wird, wenn ein Entscheidungsproblem respektive zeitveränderliche Parameter aufweist.

Meta-Analyse

Meta-Analysen sind systematische Übersichtsarbeiten, in denen mit statistischen Methoden die Ergebnisse zusammengefasst werden.

Monte-Carlo-Simulation Die Monte-Carlo-Simulation ist ein statistisches Verfahren, mit dem Unsicherheiten simuliert werden. Aufgrund von Zufallsergebnissen wird versucht, (mithilfe der Wahrscheinlichkeitstheorie) aufwendige Probleme mathematisch zu lösen. Die zugrundeliegenden Zufallsergebnisse werden entweder real durchgeführt oder mithilfe der Erzeugung von Zufallszahlen. Hierbei gilt als Rechtfertigung das Gesetz der großen Zahlen. Der Begriff „Monte-Carlo-Simulation" entstand im Zusammenhang mit dem Bau der Atombombe, um die Wechselwirkung von Neutronen im Inneren eines Kernreaktors theoretisch vorhersagen zu können. Der Name wurde in Anlehnung an das Glücksspiel Roulett in den bekannten Kasinos von Monaco gewählt, bei dem der Zufall über einen Gewinn oder Verlust entscheidet.

Prävalenz Anzahl an erkrankten Personen zu einem bestimmten Zeitpunkt (bezogen auf alle Personen der Stichprobe)

QUALY (quality-adjusted life year) Qualitätsbereinigte Lebensjahre sind eine Maßeinheit, die die Lebensjahre unter Berücksichtigung der Auswirkungen einer Krankheit auf die Lebensqualität ausdrückt.

Randomisierte kontrollierte Studie Eine randomisierte kontrollierte Studie (RCT) ist ein experimentelles Studiendesign, das dadurch gekennzeichnet ist, dass die Studienteilnehmer per Zufallsauswahl (randomisiert) der Therapiegruppe und der Kontrollgruppe zugeordnet werden. RCTs werden oft als Goldstandard bezeichnet, um neue therapeutische Verfahren zu beurteilen.

Randomisierung Bei einer Randomisierung erfolgt die Zuteilung der Studienteilnehmer zu einer Gruppe durch einen Prozess, bei dem jedes Individuum die statistisch gleiche, von der Zuteilung anderer Individuen unabhängige Chance hat, in die Interventions- oder Kontrollgruppe zu gelangen.

Reliabilität Zuverlässigkeit einer Studie im Hinblick darauf, ob eine Wiederholung der Studie die gleichen Ergebnisse liefern würde.

Validität Gültigkeit bzw. Generalisierbarkeit einer Studie, wenn die Studie wirklich das misst, was sie angibt zu messen, und die Ergebnisse auch auf die Population außerhalb der Studien übertragbar sind.

Verblindung Bei einer Doppel-Verblindung weiß weder der Untersucher noch der Studienteilnehmer, wer in der Kontrollgruppe oder der Interventionsgruppe ist. Sind nur die Studienteilnehmer unwissend, spricht man von einer einfachen Verblindung.

Literaturverzeichnis

Adams, M./Effertz, T. (2009). *Die Kosten des Rauchens für Gesundheitswesen und Volkswirtschaft in Deutschland.* Aus der Wissenschaft – für die Politik Deutsches Krebsforschungszentrum, Heidelberg. http://www.dkfz.de/de/tabakkontrolle/download/Publikationen/AdWfP/AdWfP_Die_Kosten_des_Rauchens.pdf (16.08.2016).

Ahrens, D. (2007). *Ökonomisierung und Gesundheitsförderung.* In: Schmidt, B./Kolip, P. (Hrsg.): Gesundheitsförderung im aktivierenden Sozialstaat – Präventionskonzepte zwischen Public Health, Eigenverantwortung und Sozialer Arbeit. Weinheim/München: Juventa, S. 45–67.

Ahrens, D. (2000). *Ökonomische Grundlagen einer präventiven Sucht- und Drogenpolitik.* In: Schmidt, B./Hurrelmann, K. (Hrsg.): Präventive Sucht- und Drogenpolitik. Opladen: Leske & Budrich. S. 41–65.

Ahrens, D./Güntert, B. (2004). *Der Einbezug der Zahlungsbereitschaft (willingness to pay) in Kosten-Nutzen-Analysen – eine gesundheitswissenschaftliche Betrachtung.* In: Vogel, H./Wasem, J. (Hrsg.): Gesundheitsökonomie in Psychotherapie und Psychiatrie. Stuttgart: Schattauer, S. 100–108.

Ainslie, G. (2005). *Die Delle in unserer Zukunftsbewertung.* In: Spitzley, T. (Hrsg.): Willensschwäche. Paderborn: Mentis, S. 139–167.

Alber, K./Kliemt, H./Nagel, E. (2009). *Selbstverantwortung als Kriterium kaum operationalisierbar.* Deutsches Ärzteblatt, 106 (26), S. 1361–1363.

Althofen, L. (2003). *Anlage und Aussagekraft von empirischen Untersuchungen.* In: Rennen-Allhoff, B./Schaeffer, D. (Hrsg.): Handbuch Pflegewissenschaften. Weinheim/München: Juventa, S. 109–132.

Amelung, V. E. (2007). *Managed Care: Neue Wege im Gesundheitsmanagement.* 4. Auflage, Wiesbaden: Gabler.

Arend, A./Gastmans, C. (1996). *Ethik für Pflegende.* Bern et al.: Hans Huber.

Auerbach, H. (2006). *Gesundheitsökonomische Evaluation eines Telemedizinsystems für die präklinische Notfallrettung bei Verkehrsunfällen in Deutschland.* Dissertation. http://deposit.ddb.de/cgi-bin/dokserv?idn=980052408 (16.08.2016).

AWMF (2015). *Stellungsnahme der Arbeitsgemeinschaft der Wissenschaftlichen Medizinischen Fachgesellschaften zum Verfahren der Frühen Nutzenbewertung von Arzneimitteln nach § 35 a SGB V und aufgrund des Arzneimittelmarktneuordnungsgesetzes (AMNOG) von 2010.* http://file.dggoe.de/2015-04-01-AWMF-Stellungnahme_AMNOG_2015-02-24.pdf (22.01.2018).

Bardehle, D./Annuß, R. (2012). *Gesundheitsberichterstattung.* In: Hurrelmann, K./Razum, O. (Hrsg.): Handbuch der Gesundheitswissenschaften. 5. Auflage, Weinheim/Basel: Beltz, S. 403–440.

Bauer, U. (2003). *Das Präventionsdilemma – Potenziale schulischer Kompetenzförderung im Spiegel sozialer Polarisierung.* Wiesbaden: VS Verlag für Sozialwissenschaften.

Bausch, J. (2007). *Teure Tyrosinkinasehemmer mit systemsprengender Wirkung.* Arzneiverordnung in der Praxis, Band 34, S. 94–96.

Becker, N. (2010). *Epidemiologie bösartiger Neubildungen.* In: Hiddemann, W./Bartram, C. (Hrsg.): Die Onkologie. 2. aktualisierte Auflage, Heidelberg: Springer, S. 43–66.

Bergmann, E./Horch, K. (2004). *Kosten alkoholassoziierter Krankheiten.* Gesundheitsberichterstattung des Bundes. Berlin: Robert Koch-Institut.

Bernholz, P./Breyer, F. (1993). *Grundlagen der Politischen Ökonomie.* Band 1: Theorie der Wirtschaftssysteme. Tübingen: Mohr Siebeck.

Birnbacher, D. (1999). *Ethische Probleme der Rationierung im Gesundheitssystem.* In: Brudermüller, G. (1999) (Hrsg.): Angewandte Ethik und Medizin. Würzburg: Königshausen und Neumann, S. 49–64.

Blöß, T. (2004). *Bonusprogramme: Kassen wollen Prävention fördern.* Ärzteblatt, (3), S. 107.

Bobbert, M. (2003). *Verteilung und Rationierung begrenzter Mittel im Gesundheitswesen: Eckpunkte einer gerechten Gesundheitsversorgung.* GGW, (3), S. 7–13.

Böckmann, R. (2008) (Hrsg.). *Gesundheitsversorgung zwischen Solidarität und Wettbewerb.* Wiesbaden: VS Verlag.

Bödecker, W./Friedel, H./Friedrichs, M. (2005). *Bonusleistungen für die Inanspruchnahme von Früherkennungs- und Präventionsmaßnahmen: Erfolgserwartungen und Anforderungen an die epidemiologische Studienplanung für die Evaluation.* Meeting Abstract zur 50. Jahrestagung der deutschen der gmds, 12. Jahrestagung der Deutschen Arbeitsgemeinschaft für Epidemiologie in Freiburg am Breisgau. http://www.egms.de/en/meetings/gmds2005/05gmds041.shtml (16.08.2016).

Bortz, J./Döring, N. (2006). *Forschungsmethoden und Evaluation für Human- und Sozialwissenschaftler.* 4. Auflage, Berlin/Heidelberg: Springer.

Breyer, F./Zweifel, P./Kifmann, M. (2005). *Gesundheitsökonomie.* Heidelberg: Springer.

Briggs, A. H./Sculpher, M. J./Buxton, M. (1994). *Uncertainty in the Economic Evaluation of Health Care Technologies: the role of sensitivity analysis.* Health Economics, 3 (2), S. 95–104.

Brudermüller, G. (1999) (Hrsg.). *Angewandte Ethik und Medizin.* Würzburg: Königshausen und Neumann.

Brügger, U. (2013). *Lebensqualitätsmessungen als eine Grundlage für Entscheidungen im Gesundheitswesen.* Bioethica Forum, 6 (2), S. 44–51.

Brümmerhoff, D. (2007). *Finanzwissenschaft.* 9. Auflage, München: Oldenbourg.

Brunner, H. (2006). *Methoden gesundheitsökonomischer Bewertung.* In: Gerber, A./Lauterbach, K. (Hrsg.): Gesundheitsökonomie und Pädiatrie. Stuttgart: Schattauer, S. 9–13.

Bullinger, M. (1996). *Lebensqualität in der Medizin.* In: Schulenburg, J. M. (Hrsg.): Ökonomie in der Medizin. Stuttgart: Schattauer, S. 45–49.

Bundesagentur für Arbeit (2016). *Der Arbeitsmarkt in Deutschland.* Monatsbericht Juni 2016. https://statistik.arbeitsagentur.de/Statischer-Content/Arbeitsmarktberichte/Fachkraeftebedarf-Stellen/Fachkraefte/BA-FK-Engpassanalyse-2016-06.pdf (16.08.2016).

Busse, R. (2008). *Bewertung der ökonomischen Implikation von Technologien.* In: Perleth, M./Busse, R./Gerhardus, A. et al. (Hrsg.): Health Technology Assessment – Konzepte, Methoden, Praxis für Wissenschaft und Entscheidungsfindung. Berlin: Medizinisch Wissenschaftliche Verlagsgesellschaft, S. 203–220.

Butterwegge, Ch. (2006). *Krise und Zukunft des Sozialstaates.* 3. Auflage, Wiesbaden: VS Verlag.

Buyx, A. M. (2008). *Gesundheit für alle? Eine Einführung in Gerechtigkeitsfragen der modernen Medizin.* In: Jüttemann, V. (Hrsg.): Mehr recht als schlecht? – Eine interdisziplinäre Auseinandersetzung mit der Gerechtigkeit. Münster: Waxmann, S. 153–174.

BVA – Bundesversicherungsamt (2005). *Rundschreiben an alle bundesunmittelbaren Krankenkassen zu den „Anforderungen an den Nachweis von Einsparungen nach § 65a Abs. 4 SGB V"* durch das Bundesversicherungsamtes vom 19.05.2005.

CADTH – Canadian Agency for Drugs and Technologies (2006). *Guidelines for the economic evaluation of health technologies: Canada.* 3. Auflage, Ottawa: Canadian Agency for Drugs and Technologies in Health. http://www.cadth.ca/media/pdf/186_EconomicGuidelines_e.pdf (16.08.2016).

Chernyak, N./Icks, A./Schrappe, M. (2011). *Gesundheitsökonomische Evaluation.* In: Pfaff, H./ Neugebauer, E./Glaeske, G. et al. (Hrsg.): Lehrbuch Versorgungsforschung: Systematik – Methodik – Anwendung. Stuttgart: Schattauer, S. 311–316.

De Angelis et al. (2014). *Cancer survival in Europe 1999–2007 by country and age: results of EUROCARE-5 – a population-based study.* The Lancet Oncology, 15 (1), S. 23–34.

Demmler, H. (2000). *Mikroökonomie.* 4. Auflage, München: Oldenbourg.

Deutsches Fremdwörterbuch (2004). Band 5. 2. Auflage, Berlin: Walter de Gruyter & Co.

Donges, J. B./Freitag, A. (2001). *Wirtschaftspolitik.* Stuttgart: Lucius & Lucius.

Droste, S. (2008). *Informations- und Wissensmanagement.* In: Perleth, M./Busse, R./Gerhardus, A. et al. (Hrsg.): Health Technology Assessment – Konzepte, Methoden, Praxis für Wissenschaft und Entscheidungsfindung. Berlin: Medizinisch Wissenschaftliche Verlagsgesellschaft, S. 99–133.

Drucker, P. F./Paschek, P. (Hrsg.) (2004). *Kardinaltugenden effektiver Führung.* München: Redline.

Drummond, M. F./Sculpher, M. J./Torrance, G. W. et al. (2005). *Methods for the Economic Evaluation of Health Care Programs.* 3. Auflage, New York: Oxfort University Press.

Evers, S. M. A. A./Van Wijk, A. S./Ament, A. H. A. (1997). *Economic Evaluation of Mental Health Care Interventions. A Review.* Health Econonomics, 6 (2), S. 161–177.

Fleißa, S./Greiner, W. (2013). *Grundlagen der Gesundheitsökonomie.* Berlin/Heidelberg: Springer.

Fleßa, S. (2007a). *Gesundheitsökonomie: Eine Einführung in das wissenschaftliche Denken für Mediziner.* Berlin/Heidelberg: Springer.

Fleßa, S. (2007b). *Grundzüge der Krankenhausbetriebslehre.* München: Oldenbourg.

Foos, V./Repschläger, U./Riedel, R. (2010). *Gutachten zu Kosten-Nutzen-Bewertungsverfahren (KNB) in Deutschland und im internationalen Vergleich.* http://www.rfh-koeln.de/sites/rfh_koelnDE/myzms/content/e497/e8398/e8467/e8477/ e8481/GutachtenzuKNBinDeutschlandundiminternationalenVergleich_ger.pdf (16.08.2016).

Fozouni, B./Güntert, B. (2000). *Prioritätensetzung im deutschen Gesundheitswesen – die Triade zwischen Rationierung, Rationalisierung und allokativer Effizienz.* Das Gesundheitswesen, (72), S. 559–567.

Frederick, S./Loewenstein, G./O'Donoghue, T. (2004). *Time Discounting and Time Preference.* In: Camerer, C. F./Loewenstein, G./Rabin, M. (Hrsg.): Advances in Behavioral Economics. New Jersey: New York, S. 162–222.

Fricke, F. U. (2008). *Steuerungsinstrumente in der Arzneimittelversorgung.* In: Fricke, F. U./ Schöffski, O./Guminski, W. (Hrsg.): Pharmabetriebslehre. Berlin: Springer, S. 47–72.

Fricke, F. U./Schöffski, O./Guminski, W. (2008) (Hrsg.). *Pharmabetriebslehre.* Berlin: Springer.

Fries, J. F. (2005). *The compression of Morbidity.* The Milbank Quarterly, 83 (4), S. 801–823. Unveränderter Reprint des gleichnamigen Artikels von 1983 aus The Milbank Memorial Fund Quarterly: Health and Society, 61 (3), S. 397–419. http://aramis.stanford.edu/downloads/2005FriesMQ801.pdf (16.08.2016).

Fuchs, C. (1998). *Was heißt hier Rationierung?* In: Nagel, E./Fuchs, C. (Hrsg.): Rationalisierung und Rationierung im deutschen Gesundheitswesen. Stuttgart: Thieme, S. 42–50.

Fuchs, Ch./Nagel, E./Raspe, H. (2009). *Rationalisierung, Rationierung und Priorisierung – was ist gemeint?* Deutsches Ärzteblatt, 106 (12), S. 554–557.

Gandjour, A./Lauterbach, K. W. (2001). *Instrumente zur Ressourcenverteilung im Gesundheitswesen.* In: Lauterbach, K. W./Schrappe, M. (Hrsg.): Gesundheitsökonomie, Qualitätsmanagement und Evidence-based Medicine – Eine systematische Einführung. Stuttgart: Schattauer, S. 124–132.

GBE – Gesundheitsberichterstattung des Bundes (2016a). *Gesundheitsausgaben in Deutschland in Mio. €.* Gliederungsmerkmale: Jahre, Art der Einrichtung, Art der Leistung, Ausgabenträger. https://www.gbe-bund.de/oowa921-install/servlet/oowa/aw92/dboowasys921.xwdevkit/xwd_init?gbe.isgbetol/xs_start_neu/&p_aid=3&p_aid=28395005&nummer=322&p_sprache=D&p_indsp=-&p_aid=63822354 (16.08.2016).

GBE – Gesundheitsberichterstattung des Bundes (2016b). *Gesundheitsausgaben in Deutschland in Mio. €.* Gliederungsmerkmale: Jahre, Art der Einrichtung, Art der Leistung, Ausgabenträger. http://www.gbe-bund.de/oowa921-install/servlet/oowa/aw92/dboowasys921.xwdevkit/xwd_init?gbe.isgbetol/xs_start_neu/&p_aid=i&p_aid=90478300&nummer=322&p_sprache=D&p_indsp=4049&p_aid=1462797 (16.08.2016).

Gerber, A. (2006). *Methodische Probleme gesundheitsökonomischer Evaluationen in der Pädiatrie.* In: Gerber, A./Lauterbach, K. (Hrsg.): Gesundheitsökonomie und Prädriatrie. Stuttgart: Schattauer, S. 29–36.

Gerber, A./Lauterbach, K. (2006) (Hrsg.). *Gesundheitsökonomie und Pädiatrie.* Stuttgart: Schattauer.

Girgis, A. (1998). *Best practise of cancer controll programm evaluation.* In: Scott, D./Weston, R. (Hrsg.): Evaluation Health Promotion. Cheltenham (UK): Nelson Thornes Ltd., S. 109–125.

GKV-Spitzenverband (2010). *Leitfaden Prävention. Handlungsfelder und Kriterien des GKV-Spitzenverbandes zur Umsetzung von §§ 20 und 20a SGB V vom 21.06.2000 in der Fassung vom 27.08.2010.* https://www.gkv-spitzenverband.de/krankenversicherung/praevention_selbsthilfe_beratung/praevention_und_betriebliche_gesundheitsfoerderung/leitfaden_praevention/leitfaden_praevention.jsp (16.08.2016).

Glaeske, G. (2008). *Die Preispolitik der Hersteller – Totengräber unseres Systems? Zur Effizienz der Arzneimittelversorgung in Deutschland.* In: Böckmann, R. (Hrsg.): Gesundheitsversorgung zwischen Solidarität und Wettbewerb. Wiesbaden: VS Verlag, S. 141–158.

Glaeske, G./Janshen, K. (2007). *GEK-Arzneimittelreport 2007.* http://www.gek.de/x-medien/dateien/magazine/GEK-Arzneimittel-Report-2007.pdf (16.08.2016).

Greiner, W. (2008). *Die Berechnung von Kosten und Nutzen im Gesundheitswesen.* In: Schöffski, O. S./Schulenburg, J. M. (Hrsg.): Gesundheitsökonomische Evaluation. Berlin: Springer, S. 48–63.

Greiner, W. (2006). *Methoden der gesundheitsökonomischen Evaluation.* In: Hurrelmann, K./Laaser, U./Razum, O. (Hrsg.): Handbuch Gesundheitswissenschaften. Weinheim/München: Juventa, S. 347–374.

Greiner, W. (2002). *Die Berechnung von Kosten und Nutzen im Gesundheitswesen.* In: Schöffki, O. S./Schulenburg, J. M. (Hrsg.): Gesundheitsökonomische Evaluation. Berlin: Springer, S. 159–173.

Greiner, W. (1999). *Ökonomische Evaluation von Gesundheitsleistungen. Fragestellungen, Methoden und Grenzen dargestellt am Beispiel der Transplantationsmedizin.* Baden-Baden: Nomos.

Greiner, W./Hoffmann, Ch. (1999). *Leitlinien zur gesundheitsökonomischen Evaluation*. In: Leidl, R./ Schulenburg, J. M./Wasem, J. (Hrsg.): Ansätze und Methoden der ökonomischen Evaluation – eine internationale Perspektive. Health Technology Assessment. Baden-Baden: Nomos, S. 129–155.

Greiner, W./Schöffski, O. S. (2008). *Grundprinzipien einer Wirtschaftlichkeitsuntersuchung*. In: Schöffski, O. S./Schulenburg, J. M. (Hrsg.): Gesundheitsökonomische Evaluation. 3. Auflage, Berlin: Springer, S. 167–194.

Hajen, L./Paetow, H./Schumacher, H. (2004). *Gesundheitsökonomie: Strukturen – Methoden – Praxisbeispiele*. 2. Auflage, Stuttgart: Kohlhammer.

Hale, J./Cohen, D./Ludbrook, A. et al. (2003). *Moving from Evaluation into Economic Evaluation: A Health Economics Manual for Programmes to Improve Health and Well-Being*. Health Promotion Wales. On behalf of the UK Health Promotion an Health Economics Forum. http://courses.essex.ac.uk/hs/hs915/health%20economic%20evaluation%20manual.pdf (16.08.2016).

Health consumer powerhouse (2016). *Euro Health Consumer Index 2015*. http://www.healthpowerhouse.com/files/EHCI_2015/EHCI_2015_report.pdf (20.08.2016).

Hebenstreit, B./Güntert, B. (2004). *Kosten-Nutzen-Analysen: Möglichkeiten und Grenzen der gesundheitsökonomischen Evaluation*. In: Rosenthal, J./Kolloch, R. (Hrsg.): Arterielle Hypertonie. Berlin: Springer, S. 913–920.

Henke, K. D. (1993). *Die Kosten der Gesundheit und ihre Finanzierung*. Zeitschrift für die gesamte Versicherungswirtschaft, 1 (2), S. 97–122.

Hensen, G./Hensen, P. (Hrsg.) (2008). *Gesundheitswesen und Sozialstaat – Gesundheitsförderung zwischen Anspruch und Wirklichkeit*. Wiesbaden: VS Verlag.

Hessel, F./Biermann, J./Kerkemeyer, L. et al. (2013). *Arzneimittelversorgung*. In: Wasem, J./ Staudt, S./Matusiewicz, D. (Hrsg): Medizinmanagement. Berlin: Medizinisch Wissenschaftliche Verlagsgesellschaft, S. 355–392.

Hessel, F./Wasem, J./Buchner, F. et al. (2002). *Gesundheitsökonomie – Eine Einführung in Themengebiete, Methoden und Einsatzgebiete*. In: Kolip, P. (Hrsg.): Gesundheitswissenschaften – Eine Einführung. Weinheim/München: Juventa, S. 125–147.

Hessel, F./Wasem, J./Gress, St. (2004). *Methoden zur vergleichenden ökologischen Evaluation von Maßnahmen im Gesundheitswesen – Einführung, Vorteile und Risiken*. In: Vogel, H./Wasem, J. (Hrsg.): Gesundheitsökonomie in Psychotherapie und Psychiatrie. Stuttgart: Schattauer, S. 61–99.

Hoffmann, C./Schöffski, S. (2011). *Lebensqualität als Ergebnisparameter von gesundheitsökonomischen Studien*. In: Schöffski, O. S./Schulenburg, J. M. (Hrsg.): Gesundheitsökonomische Evaluationen. 4. Auflage, Berlin: Springer, S. 247–260.

Homann, K./Suchanek, A. (2005). *Ökonomie – Eine Einführung*. 2. Auflage, Tübingen: Mohr Siebeck.

Horstmann, K./Hüttenhoff, M./Koriath, H. (1993) (Hrsg.). *Gerechtigkeit – Eine Illusion? Interdisziplinäre Ringvorlesung*. Berlin: LIT.

Hurrelmann, K. (2003). *Gesundheitssoziologie – Eine Einführung in sozialwissenschaftliche Theorien von Krankheitsprävention und Gesundheitsförderung*. 5. Auflage, Weinheim/München: Juventa.

Hurrelmann, K./Laaser, U./Razum, O. (2006) (Hrsg.). *Handbuch Gesundheitswissenschaften.* Weinheim/München: Juventa.

IQWiG – Institut für Qualität und Wirtschaftlichkeit im Gesundheitswesen (2009). *Arbeitspapier Modellierung.* Version 1.0 vom 12.10.2009. http://www.iqwig.info/download/Arbeitspapier_Modellierung.pdf (16.08.2016).

Jüttemann, V. (2008) (Hrsg.). *Mehr recht als schlecht? – Eine interdisziplinäre Auseinandersetzung mit der Gerechtigkeit.* Münster: Waxmann.

Kafka, P. (1994). *Gegen den Untergang: Schöpfungsprinzip und die globale Beschleunigungskrise.* München: Carl Hanser.

Kalenberg, F. (2004). *Grundlagen der Kostenrechnung.* München: Oldenbourg.

Kamm, R. (2006). *Rationierung im öffentlichen Gesundheitswesen – Eine Untersuchung möglicher Rechtfertigungsargumente.* Bamberger Beiträge zur Politikwissenschaft, (I–9). http://www.uni-bamberg.de/fileadmin/uni/fakultaeten/sowi_faecher/politik/BBPI/BBP-I-9.pdf (16.08.2016).

Keiner, D. R. (2005). *Methodischer Vergleich von verschiedenen Instrumenten zur Messung der Lebensqualität bei Osteoporose-Patienten.* Göttingen: Cuvillier.

Kellermann, P. (2007) (Hrsg.). *Die Geldgesellschaft und ihr Glaube.* Wiesbaden: VS Verlag.

Kersting, W. (2008). *Gerechtigkeitsethische Überlegungen der Gesundheitsversorgung.* In: Schöffski, O. S./Schulenburg, J. M. (Hrsg.): Gesundheitsökonomische Evaluationen. 2. Auflage, Berlin: Springer, S. 23–47.

Kick, H. A./Taupitz, J. (2005) (Hrsg.). *Gesundheitswesen zwischen Wirtschaftlichkeit und Menschlichkeit.* Münster: LIT.

Kilian, R./Becker, T. (2006). *Die Prävention psychischer Erkrankungen und Folgeerkrankungen psychischer Gesundheit.* In: Kirch, W./Badura, B. (Hrsg.): Prävention: Ausgewählte Beitrage des Nationalen Präventionskongresses Dresden 01./02.12.2005. Heidelberg: Springer, S. 443–472.

Kirch, W./Badura, B. (2005) (Hrsg.). *Prävention.* Ausgewählte Beitrage des Nationalen Präventionskongresses Dresden 01./02.12.2005. Heidelberg: Springer.

Klinke, S. (2008). *Gesundheitsreformen und ordnungspolitischer Wandel im Gesundheitssystem.* In: Hensen, G./Hensen, P. (Hrsg.): Gesundheitswesen und Sozialstaat – Gesundheitsförderung zwischen Anspruch und Wirklichkeit. Wiesbaden: VS Verlag, S. 61–106.

Kocher, G. (2006). *Gesundheitsausgaben: Schweiz auf dem zweiten und dritten Rang.* Schweizer Ärztezeitung, 74 (13), S. 555–557.

Kolip, P. (2002) (Hrsg.). *Gesundheitswissenschaften – Eine Einführung.* Weinheim/München: Juventa.

Kolip, P./Müller, V. E. (2009) (Hrsg.). Qualität von Gesundheitsförderung und Prävention. Bern: Hans Huber.

König, H. H. (2009). *Gesundheitsökonomische Evaluation.* In: Roeder, N./Hensen, P. (Hrsg.): Gesundheitsökonomie, Gesundheitssystem und öffentliche Gesundheitspflege. Deutscher Ärzteverlag, S. 123–143.

Krauth, Ch./Hoopmann, M./Schwarz, F. W. et al. (2002). *Wirtschaftlichkeit von Interventionen zu unspezifischen Rückenbeschwerden.* In: Walter, U./Schwarz, F. W. (Hrsg.): Prävention durch Krankenkassen: Zielgruppen, Zugangswege, Wirksamkeit und Wirtschaftlichkeit. Weinheim/München: Juventa, S. 239–250.

Kreis, J./Bödecker, W. (2003). *Gesundheitlicher und ökonomischer Nutzen betrieblicher Gesundheitsförderung und Prävention: Zusammenstellung der wissenschaftlichen Evidenz.* IGA-Report 3 des BKK Bundesverbands. http://www.iga-info.de/fileadmin/texte/iga_report_3.pdf (16.08.2016).

Kristensen, F. B./Sigmund, H. (2007). *Health Technology Assessment Handbook.* Kopenhagen: Danish Centre for Health Technology Assessment. http://www.sst.dk/publ/Publ2008/MTV/Metode/HTA_Handbook_net_final.pdf (16.08.2016).

Kunz, V. (2004). *Rational Choice.* Frankfurt/M.: Campus.

Kurscheid, T. (2001). *Formen der gesundheitsökonomischen Evaluation.* In: Lauterbach, K. W./Schrappe, M. (Hrsg.): Gesundheitsökonomie. Qualitätsmanagement und Evidence-based Medicine – Eine systematische Einführung. Stuttgart: Schattauer, S. 160–167.

Lampert, H./Althammer, J. (2004). *Lehrbuch der Sozialpolitik.* Berlin: Springer.

Lauterbach, K. W./Schrappe, M. (2001) (Hrsg.). *Gesundheitsökonomie, Qualitätsmanagement und Evidence-based Medicine – Eine systematische Einführung.* Stuttgart: Schattauer.

Leidl, R. (2003). *Der Effizienz auf der Spur: Eine Einführung in die gesundheitsökonomische Evaluation.* In: Schwarz, F. W. et al. (Hrsg.): Public Health Buch. 2. Auflage, München: Urban & Fischer, S. 461–484.

Leidl, R./Schulenburg, J. M./Wasem, J. (1999) (Hrsg.). Ansätze und Methoden der ökonomischen Evaluation – eine internationale Perspektive. Health Technology Assessment. Baden-Baden: Nomos.

Lengerke, Th. v. (2007a) (Hrsg.). *Public-Health-Psychologie: Individuum und Bevölkerung zwischen Verhältnissen und Verhalten.* Weinheim/München: Juventa.

Lengerke, Th. v. (2007b). *Die „holy four". Rauchen, Alkoholkonsum, Bewegung und Ernährung (RABE).* In: Lengerke, Th. v. (Hrsg.): Public-Health-Psychologie: Individuum und Bevölkerung zwischen Verhältnissen und Verhalten. Weinheim/München: Juventa, S. 74–76.

LoBiondo-Wood, G./Haber, J. (2005). *Nicht-experimentelle Forschungsdesigns.* In: LoBiondo-Wood, G./Haber, J. (Hrsg.): Pflegeforschung. 2. Auflage, München: Elsevier, S. 349–376.

Lüngen, M. (2007). *Überblick über die Methoden der Gesundheitsökonomie.* Studien zu Gesundheit, Medizin und Gesellschaft, (04), Köln.

Marckmann, G. (2005). *Rationalisierung und Rationierung: Allokation im Gesundheitswesen zwischen Effizienz und Gerechtigkeit.* In: Kick, A./Taupitz, J. (Hrsg.): Gesundheitswesen zwischen Wirtschaftlichkeit und Menschlichkeit. Münster: LIT, S. 179–200.

Meier, Ch. (2004). *Prävention und Gesundheitsförderung – was kostet es, was spart man ein?* Gesundheitsförderung und Prävention, (16), S. 10–13.

Mühlhauser, I./Meyer, G. (2006). *Evidence Based Medicine: Widersprüche zwischen Surrogatergebnissen und klinischen Endpunkten.* Psychotherapie – Psychosomatik – Medizinische Psychotherapie, (56), S. 193–201.

Müller, M./Böhm, K. (2009). *Ausgaben und Finanzierung des Gesundheitswesens.* Gesundheitsberichterstattung des Bundes, (45). Berlin: Robert Koch-Institut.

Naegele, E. (2008). *Ethik am Rande der Überforderung?* Vortrag vom 24.04.2008 auf dem 3. Berliner Roche Forum. http://www.pa-gesundheit.de/pdf/KNB/02/10_Nagel_Ethik_am_Rande_der_Ueberforderung.pdf (16.08.2016).

Naz, S. (2004). *Was ich von Peter Drucker gelernt habe.* In: Drucker, P. F./Paschek, P. (Hrsg.): Kardinaltugenden effektiver Führung. München: Redline, S. 205–216.

NHS Centre for Reviews and Dissemination (2001). *Undertaking Systematic Reviews of Research on Effectiveness CRD's Guidance for those Carrying Out or Commissioning Reviews.* CRD Report Number 4, 2. Auflage. http://www.york.ac.uk/inst/crd/pdf/crdreport4_complete.pdf (16.08.2016).

Niehaus, F. (2006). *Auswirkungen des Alters auf die Gesundheitsausgaben.* WIP-Diskussionspapier des Wissenschaftlichen Instituts der PKV, (05). http://www.wip-pkv.de/Diskussionspapi.6.0.html (16.08.2016).

Oberender, P. O./Hebborn, A./Zerth, J. (2006). *Wachstumsmarkt Gesundheit.* 2. Auflage, Stuttgart: Lucius & Lucius.

Oberender, P. O./Hebborn, A./Zerth, J. (2002). *Wachstumsmarkt Gesundheit.* Stuttgart: Lucius & Lucius.

OECD – Organization for Economic Co-operation and Development (2008). *OECD-Wirtschaftsberichte: Deutschland.* London: OECD Publishing.

OECD – Organization for Economic Co-operation and Development (2007). *Gesundheit auf einen Blick 2007: OECD-Indikatoren.* Paris: OECD Publishing.

OECD – Organization for Economic Co-operation and Development (2005). *Health at the Glance.* Paris: OECD Publishing.

Offermanns, G. (2007). *Monetik statt Ethik im Gesundheitswesen – entscheidet Geld über das Leben und Tod der Patienten?* In: Kellermann, P. (Hrsg.): Die Geldgesellschaft und ihr Glaube. Wiesbaden: VS Verlag, S. 41–55.

Opp, K.-D. (1983). *Die Entstehung sozialer Normen.* Tübingen: Mohr Siebeck.

Øvretveit, J. (2002). *Evaluation gesundheitsbezogener Interventionen.* Bern: Hans Huber.

Perleth, M./Busse, R./Gerhardus, A. et al. (2008) (Hrsg.). *Health Technology Assessment – Konzepte, Methoden, Praxis für Wissenschaft und Entscheidungsfindung.* Berlin: Medizinisch Wissenschaftliche Verlagsgesellschaft.

Pieper, D./Neugebauer, E. (2014). *Quantifizierung der gesundheitsbezogenen Lebensqualität - Messverfahren, Anwendung und Gütekriterien.* Arzneimittel-, Therapie – Kritik, (46). http://marseille-verlag.com/Site/Content/Aktuelles/16011_Pieper.pdf (16.08.2016).

Preusker, U. K. (2004). *Offene Priorisierung als Weg zu einer gerechten Rationierung?* GGW WIdO G+G Wissenschaft, 4 (2), S. 16–22.

Preusker, U. K. (2007). *Skandinavische Gesundheitssysteme: Priorisierung statt verdeckter Rationierung.* Deutsche Ärzteblatt, 104 (14), S. 930–936.

Preusker, U. K. (2010). *Priorisierung in der Praxis: Wo steht Nordeuropa?* In: Preusker, U. K./Lohmann, H. (Hrsg.): Priorisierung statt Rationalisierung: Zukunftssicherung für das Gesundheitssystem, Heidelberg et al.: Economica, S. 16–54.

Raftery, J. (2000). *Costing in economic evaluation.* British Medical Journal, (320), S. 1597.

Reiter, S./Rasch, R. (2004). *Schutzimpfungen.* Gesundheitsberichterstattung des Bundes. 1., überarbeitete Auflage, Berlin: Robert Koch-Institut.

Rennen-Allhoff, B./Schaeffer, D. (2000) (Hrsg.). *Handbuch Pflegewissenschaften.* Weinheim/München: Juventa.

Roeder, N./Hensen, P. (2009) (Hrsg.). Gesundheitsökonomie, Gesundheitssystem und öffentliche Gesundheitspflege. Köln: Deutscher Ärzte-Verlag.

Rogall, H. (2009). *Nachhaltige Ökonomie – Ökonomische Theorie und Praxis einer Nachhaltigen Entwicklung.* Marburg: Metropolis.

Rosenbrock, R. (2002). *Krankenkassen und Primärprävention – Anforderungen und Erwartungen an die Qualität.* In: Walter, U./Drupp, M./Schwartz, F. W. (Hrsg.): Prävention durch Krankenkassen: Zielgruppen, Zugangswege, Wirksamkeit und Wirtschaftlichkeit. Weinheim/ München: Juventa, S. 40–57.

Rosenstiel, v. L. (2003). *Motivation managen – Psychologische Erkenntnisse ganz praxisnah.* Weinheim/Basel: Beltz.

Rothgang, H./Salomon, T. (2009). *Die ökonomische Evaluation von Gesundheitsförderung und Prävention.* In: Kolip, P./Müller, V. E. (Hrsg.): Qualität von Gesundheitsförderung und Prävention. Bern: Hans Huber, S. 345–362.

Sander, A. (2011). *Market-Access – die Sicht mittelständischer pharmazeutischer Unternehmen.* In: Ecker, T./Preuß, K.-J./Tunder, R. (Hrsg.): Handbuch Market Access. Marktzulassung ohne Nebenwirkungen. Düsseldorf: Fachverlag der Verlagsgruppe Handelsblatt, S. 667–679.

Schaffner, K. (2002). *Assessment of Efficacy in Biomedicine: The turn toward Methodological Pluralism.* In: Challahan, D. (Hrsg.): The role of complementary and alternative medicine: accommodating pluralism. Washington: Georgetown University Press.

Scherenberg, V. (2009). *Nachhaltige Gesundheitspolitik.* In: Rogall, H. (Hrsg.): Nachhaltige Ökonomie – Ökonomische Theorie und Praxis einer Nachhaltigen Entwicklung. Marburg: Metropolis, S. 364–366.

Scherer, M./Stanske, B./Wetzel, D. et al. (2007). *Die krankheitsspezifische Lebensqualität von hausärztlichen Patienten mit Herzinsuffizienz.* German Journal for Evidence and Quality in Health Care, 101 (3), S. 185–193.

Schlander, M. (2005). *Kosteneffektivität und Ressourcenallokation: Gibt es einen normativen Anspruch der Gesundheitsökonomie?* In: Kick, H. A./Taupitz J. (Hrsg.): Gesundheitswesen zwischen Wirtschaftlichkeit und Menschlichkeit. Münster: LIT, S. 37–112.

Schmidt-Wilke, J. (2004). *Nutzenmessung im Gesundheitswesen.* Wiesbaden: Deutscher Universitäts-Verlag.

Schmidt, B./Kolip, P. (2007) (Hrsg.). *Gesundheitsförderung im aktivierenden Sozialstaat – Präventionskonzepte zwischen Public Health, Eigenverantwortung und Sozialer Arbeit.* Weinheim/ München: Juventa.

Schmidtchen, D. (1993). *Ökonomie und Gerechtigkeit.* In: Horstmann, K./Hüttenhoff, M./Koriath, H. (Hrsg.): Gerechtigkeit – Eine Illusion? Interdisziplinäre Ringvorlesung. Berlin: LIT, S. 43–71.

Schnee, M. (2007). *Neue Versorgungs- und Versicherungsformen in der GKV: Wer kennt sie und wer nutzt Sie.* Newsletter der Bertelsmann Stiftung – Gesundheitsmonitor 2/2007, Gütersloh. http://www.bertelsmann-stiftung.de/bst/de/media/xcms_bst_dms_21816__2.pdf (16.08.2016).

Schneider, K./Brinker-Meyendriesch, E./Schneider, A. (2005) (Hrsg.). *Pflegepädagogik.* 2. Auflage, Heidelberg: Springer.

Schöffski, O. S. (2008). *Bewertung von Lebensqualitätseffekten.* In: Schöffski, O. S./Schulenburg, J. M. (Hrsg.): Gesundheitsökonomische Evaluationen. 3. Auflage, Berlin: Springer, S. 321–385.

Schöffski, O. S./Fricke, F. U. (2008). *Evaluationsforschung.* In: Fricke, F. U./Schöffski, O. S./ Guminski, W. (Hrsg.): Pharmabetriebslehre. 3. Auflage, Berlin: Springer, S. 73–87.

Schöffski, O. S./Greiner, W. (2008). *Das QALY-Konzept als prominentester Vertreter der Kosten-Nutzwert-Analyse.* In: Schöffski, O. S./Schulenburg, J. M. (Hrsg.): Gesundheitsökonomische Evaluationen. 3. Auflage, Berlin: Springer, S. 95–138.

Schöffski, O. S./Schulenburg, J. M. (2008) (Hrsg.). *Gesundheitsökonomische Evaluationen.* 3. Auflage, Berlin: Springer.

Schöffski, O. S./Schumann A. (2008). *Das Schwellenwertkonzept.* In: Schöffski, O. S./Schulenburg, J. M. (Hrsg.): Gesundheitsökonomische Evaluationen. 3. Auflage, Berlin: Springer, S. 139–165.

Schöffski, O. S./Uber, A. (2002). *Grundformen gesundheitsökonomischer Evaluationen.* In: Schöffski, O. S./Schulenburg, J. M. (Hrsg.): Gesundheitsökonomische Evaluationen. Berlin: Springer, S. 175–203.

Schölmerich, J. (2006) (Hrsg.). *Medizinische Therapie 2005/2006.* 2. Auflage, Berlin: Springer.

Schöning, U. (2006). *Ideen der Informatik.* München: Oldenbourg.

Schroeter, K. R./Prahl, H. W. (1999). *Soziologisches Grundwissen für Altenpflegeberufe.* Weinheim/ Basel: Beltz.

Schubert, I./Ihle, P./Köster, I. et al. (2014). *Datengutachten für das Deutsche Institut für Medizinische Dokumentation und Information (DIMDI).* www.dimdi.de/static/de/ versorgungsdaten/wissenswertes/datengutachten/dimdi-sekundaerdaten-expertise.pdf (16.08.2016).

Schug, L./Federspiel, B./Brügger, U. (2006). *Synthesebericht: Gesundheitsökonomische Evaluation in den Kernbereichen.* http://www.gesundheitsfoerderung.ch/pdf_doc_xls/d/betriebliche_ gesundheitsfoerderung/grundlagen_wissen/Synthese.pdf (16.08.2016).

Schulenburg, J. M. (2008). *Die Entwicklung der Gesundheitsökonomie und ihre methodischen Ansätze.* In: Schöffski, O. S./Schulenburg, J. M. (Hrsg.): Gesundheitsökonomische Evaluationen. 3. Auflage, Berlin: Springer, S. 13–22.

Schulenburg, J. M./Greiner, W. (2007). *Gesundheitsökonomie.* 2. Auflage, Tübingen: Mohr Siebeck.

Schulenburg, J. M./Greiner, W. (2000). *Gesundheitsökonomie.* Tübingen: Mohr Siebeck.

Schulenburg, J. M./Greiner, W./Jost, F. et al. (2007). *Deutsche Empfehlungen zur gesundheitsökonomischen Evaluation – dritte und aktualisierte Fassung des Hannoveraner Konsens.* http://infomed.mds-ev.de/sindbad.nsf/778bf5d6b54bb45fc1256e9f004097fb/d77963e 7b58ab777c125738500439a32/$FILE/Hannoveraner_Konsens_2007.pdf (16.08.2016).

Schulenburg, J. M./Mittendorf, T./Volmer, T. et al. (2005). *Praktisches Lexikon der Gesundheitsökonomie.* 2. Auflage, Köln: Wolters Kluwer.

Schwartz, F. W./Bitzer, E. M./Döring, H. et al. (1999). *Gesundheitsausgaben für chronische Krankheiten in Deutschland: Krankheitskostenlast und Reduktionspotenziale durch verhaltensbezogene Modifikation.* Gutachten, Lengerich et al.: Pabst Science Publishers.

Schwarz, F. W. et al. (2003) (Hrsg.). *Public Health Buch.* 2. Auflage, München: Urban & Fischer.

Schwarz, S. (2005). *Entscheidungsunterstützung mit Hilfe der Kosten-Nutzwert-Analyse – Auswahl eines EDV-gestützten Schulverwaltungsprogramms.* In: Schneider, K./Brinker-Meyendriesch, E./Schneider, A. (Hrsg.): Pflegepädagogik. 2. Auflage, Berlin: Springer, S. 371–390.

Scott, D./Weston, R. (Hrsg.) (1998). *Evaluation Health Promotion.* Cheltenham (UK): Nelson Thornes Ltd.

Siciliani, L./Borowitz, M./Moran, V. (2013). *Waiting Time Policies in the Health Sector. What works?* OECD Health Policy Studies. http://www.quotidianosanita.it/allegati/allegato2476022.pdf (16.08.2016).

Siebert, H. (1982). *Ökonomische Theorie natürlicher Ressourcen.* Tübingen: Mohr Siebeck.

Siebert, U. (2005). *Entscheidungsanalytische Modelle zur Sicherung der Übertragbarkeit internationaler Evidenz von HTA auf den Kontext des deutschen Gesundheitssystems.* HTA-Bericht Nr. 16 des DIMDI. http://gripsdb.dimdi.de/de/hta/hta_berichte/hta099_bericht_de.pdf (16.08.2016).

Siebert, U. (2003). *Transparente Entscheidungen im Public Health mittels systematischer Entscheidungsanalyse.* In: Schwarz, F. W. et al. (Hrsg.): Public Health Buch. 2. Auflage, München: Urban & Fischer, S. 485–502.

Siebert, U./Mühlberger, N./Schöffski, O. S. (2008). *Evidenzsynthese: Meta-Analysen und Entscheidungsanalysen.* In: Schöffski, O. S./Schulenburg, J. M. (Hrsg.): Gesundheitsökonomische Evaluationen. 3. Auflage, Berlin: Springer, S. 261–310.

Siebert, U./Jahn, B./Mühlbauer, N./Fricke, F.-U./Schöffski, O.S. (2012). *Entscheidungsanalyse und Modellierungen.* In: Schöffski, O. S./Schulenburg, J. M. (Hrsg.): Gesundheitsökonomische Evaluationen. 4. Auflage, Berlin: Springer, S. 275–325.

Smedley, B. D./Syme, S. L. (2000). *Promoting Health: Intervention Strategies from Social and Behavioral Reserach.* Washington: National Academy Press.

SpiKa – Spitzenverbände der Krankenkassen (2007). *Gemeinsames Rundschreiben der Spitzenverbände der Krankenkassen zugleich handelnd als Spitzenverbände der Pflegekassen zur Versorgung mit Hilfsmitteln und Pflegehilfsmitteln vom 18.12.2007.* http://www.aok-gesundheitspartner.de/inc_ges/download/dl.php/mv/hilfsmittelanbieter/imperia/md/content/gesundheitspartner/bund/hilfsmittel/gemeinsamerundschreiben/himi_rundschreiben_spiverb_versorghimipflegehimi _18_12_2007.pdf (16.08.2016).

Stähr, H. (2009). *Effizienz und Effektivität in der Integrierten Versorgung: Das Beispiel der künstlichen Ernährung.* Wiesbaden: Gabler.

Stargardt, T./Schreyögg, J. (2013). *Leistungsmanagement in der Arzneimittelindustrie.* In: Busse, R./Schreyögg, J./Stargardt, T. (Hrsg.): Management im Gesundheitswesen. Wiesbaden: Springer, S. 128–148.

Statistisches Bundesamt (2010). *Krankheitskosten.* https://www.destatis.de/DE/Publikationen/Thematisch/Gesundheit/Krankheitskosten/Krankheitskosten2120720089004.pdf?__blob=publicationFile (16.08.2016).

Stockmann, R. (2004). *Was ist eine gute Evaluation.* CEval-Arbeitspapiere, (9), Centrum für Evaluation, Saarbrücken. http://www.ceval.de/typo3/fileadmin/user_upload/PDFs/workpaper9.pdf (15.11.2009).

Stoklossa, C. (2005). *Gesundheitsökonomische Evaluationsstudien als Instrument zur Entscheidungsunterstützung in der sozialen Krankenversicherung: Am Beispiel ausgewählter europäischer Länder.* Göttingen: Cuvillier.

SVRfKAiG – Sachverständigenrat für die Konzertierte Aktion im Gesundheitswesen (2007). *Kooperation und Verantwortung – Voraussetzungen einer zielorientierten Gesundheitsversorgung.* BT-Drs. 16-6339. http://dipbt.bundestag.de/dip21/btd/16/063/1606339.pdf (16.08.2016).

SVRfKAiG – Sachverständigenrat für die Konzertierte Aktion im Gesundheitswesen (2001). *Bedarfsgerechtigkeit und Wirtschaftlichkeit.* Band 1: Zielbildung, Prävention, Nutzerorientierung und Partizipation, BT-Drs. 14-5660. http://www.svrgesundheit.de/Gutachten/Gutacht01/ Kurzf-de.pdf (16.08.2016).

Szucs, T. (2006). *Gesundheitsökonomie.* In: Schölmerich, J. (Hrsg.): Medizinische Therapie 2005/2006. 2. Auflage, Berlin: Springer, S. 3–9.

Tecic, T./Walgenbach, M./Neugebauer, E. (2010). *Messung und Bewertung von Lebensqualität.* In: Lauterbach, K. W./Lüngen, M./Schrappe, M. (Hrsg): Gesundheitsökonomie, Management und Evidence based medicine. Stuttgart: Schattauer: S. 82–111.

Vogel, H./Wasem, J. (2004) (Hrsg.). *Gesundheitsökonomie in Psychotherapie und Psychiatrie.* Stuttgart: Schattauer.

Wallner, J. (2002). *Live or let die? Ethische Überlegungen zur Ressourcenallokation im Gesundheitswesen.* Books on Demand.

Walter, U./Drupp, M./Schwartz, F. W. (2002) (Hrsg.). *Prävention durch Krankenkassen: Zielgruppen, Zugangswege, Wirksamkeit und Wirtschaftlichkeit.* Weinheim/München: Juventa.

Wasem, J. (1997). *Stand der Reformbestrebungen in der Krankenversicherung unter besonderer Berücksichtigung des Gutachtens der Kommission Krankenversicherung. Mannheimer Vorträge zur Versicherungswissenschaft.* Heft 68. Karlsruhe: Verlag für Versicherungswirtschaft.

Weber, W./Kabst, R./Baum, M. (2014). *Einführung in die Betriebswirtschaftslehre.* Berlin et al.: Springer.

West, R. (2000). *Applications of epidemiology in planning health.* In: Craig, P./Lindsay, G. (Hrsg.): Nursing for public health: population-based care. London: Harcourt Publishers Ltd., S. 15–24.

WHO – World Health Organization (2008). *Steuerung und Führung der Gesundheitssysteme in der Europäischen Region.* http://www.euro.who.int/Document/RC58/RC58_gdoc09.pdf (16.08.2016).

WHO – World Health Organization (2006). *Zugewinn an Gesundheit: Die Europäische Strategie zur Prävention und Bekämpfung nichtübertragbarer Krankheiten.* Abschließender Entwurf. http://www.euro.who.int/Document/RC56/gdoc08.pdf (16.08.2016).

Wille, E. (2013). *Rationalisierung und Rationierung aus ökonomischer, insbesondere wohlfahrtstheoretischer Sicht.* In: Häfner, H. (Hrsg.): Gesundheit – unser höchstes Gut? Berlin et al.: Springer. S. 331–344.

Willke, H. (1995). *Systemtheorie III: Steuerungstheorie.* 3. Auflage, Stuttgart: Lucius und Lucius.

Wimmer, A. (2008). *Möglichkeiten der Effizienzsteigerung für die privaten und gesetzlichen Krankenversicherungen in Deutschland.* Karlsruhe: Verlag für Versicherungswirtschaft.

ZEKO – Zentrale Ethikkommission (2007). *Stellungnahme der Zentralen Kommission zur Wahrung ethischer Grundsätze in der Medizin und ihren Grenzgebieten.* (Langfassung). http://www. zentrale-ethikkommission.de/downloads/Langfas-sungPriorisierung.pdf (16.08.2016).

ZEKO – Zentrale Ethikkommission (2000). *Prioritäten in der medizinischen Versorgung im System der Gesetzlichen Krankenversicherung (GKV). Müssen und können wir uns entscheiden?* Deutsches Ärzteblatt, 97 (15), A 1017–23.

Zentrale Prüfstelle Prävention (2016). *Informationen zur Prüfung von Präventionsangeboten (Fassung vom 31.05.2016).* https://www.zentrale-pruefstelle-praevention.de/admin/download. php?dl=zpp_infoblatt_pruefprozess (16.08.2016).

Abbildungsverzeichnis

Tabellenverzeichnis

Sachwortverzeichnis

Über die Autorin

Prof. Dr. P.H. Viviane Scherenberg MPH

(geb. 1971) ist seit Mitte 2009 als Autorin und Lehrbeauftragte für den Bereich Public Health und seit April 2011 als Dekanin Prävention und Gesundheitsförderung an der APOLLON Hochschule für Gesundheitswirtschaft in Bremen tätig. Zuvor studierte sie Betriebswirtschaft (Marketing) an der Hochschule AKAD, Angewandte Gesundheitswissenschaften und Public Health an der Uni Bielefeld und promovierte am Zentrum für Sozialpolitik (Uni Bremen) bei Herrn Prof. Gerd Glaeske. Vor ihrer Hochschultätigkeit war sie 8 Jahre in der Industrie und 13 Jahre in einer Marketingagentur (u. a. Leitung des Bereichs Health- & Socialcare). Sie ist Autorin zahlreicher Publikationen und engagiert sich ehrenamtlich in diversen Verbänden (z. B. BDVB: Fachgruppe s3 – Soziale Sicherungssysteme, Gesundheitsökonomie, Gesellschaft für Nachhaltigkeit).